自治医大をもうひとつ創る

編著 箕輪良行

Community Based Rehabilitation

推薦のことば

公益財団法人結核予防会代表理事　尾身　茂

今年2022年に自治医科大学が創立50周年を迎えることとなり大変に感慨深いものがあります。草創期に学んだものの一人として、多くの恩師の方々教職員の皆様がその学びを支えてくださって半世紀の今に至ったことに心から感謝するとともに喜びを分かち合いたいと思います。

なかでも栃木の薬師寺の地に東京から建学の鍬をいれて2000名余りの卒業生を導いてくださった亡き初代学長の中尾喜久先生には教室で、学生寮で、そして食堂で常に私たちに温かい笑顔でご指導を賜りました。卒業にあたっては一人ひとりに「忍」と揮毫された色紙を賜ったことを忘れることができません。その辛抱の教えで今日の自治医大卒業生の高い評価が生まれたと言っても過言ではありません。

エネルギッシュで革新的な教授陣に在ってもひと際学生想いであられた故高久史麿先生は東京大学に栄転され医学界の頂点を極められて二代学長として私たちの母校に戻られました。自治医科大学の外に在られる時にも気軽に卒業生たちの相談にのっていただきお力をお貸し下さった事が自治医科大学の成功の大きな礎になっています。

まだ大学の校舎しか出来ていない宇都宮大学の農場跡地に入学した私たちは言葉通りに大学の建設に従事しました。ある仲間は飯場にヘルメット姿で朝晩出入りして勉学に優先してアルバイトに精を出しました。大学病院の病棟、実験室といった施設の内装を学生自ら手掛けたことを覚えています。学生寮のラウンジでは全国から選抜された「猛者」たちが喧々諤々の理想論、酒盛り、色恋自慢と楽しんだものです。地元国分寺の方々にも快く声をかけていただき公私にわたりサポートしていただいた学生生活でした。

友人たちの出身地を訪れて国内を隈なく巡りました。ご家族に温かく迎えていただきお世話になったことを思い出します。海外へ出かけ見聞を広げた機会をもった仲間もいて、中でも国交が再開したばかりの中華人民共和国へ私を団長として医学生で訪問しました。中尾学長のご推薦によって実現したものでした。

6年後の1978年に1期生が出た折、多くの学生が自治医科大学を卒業してもへき地に赴くことなく貸与された修学資金を返済して建学の趣旨は実現しないというような世間の予想を全く裏切る結果となりました。私たちの仲間たちは都道府県のへき地、医師不足の要望に応えて外科志望でも内科医として離島に赴任していったりしていました。卒業生たちが自治体の信頼と評価を得て後輩たちが続いていくなかで、自治医大のキャリアパスが形成されてきました。

修学資金免除の9年間の義務年限が修了した1988年、卒業生たちはそれまでの自治医大のキャリアを封印するように多様な医療の分野へチャレンジしていきました。基礎医学、臨床診療・研究、開業、病院経営、行政、留学、国際保健協力。この半世紀に見事な成果を誇れる仲間が生まれています。同じ東京都の卒業生である箕輪さんが企画した本書もそのような成果のひとつとなるでしょう。

自治医科大学予防生態学でウイルス学の訓練を済ませてWHO西太平洋地域のポリオ撲滅プロジェクトに携わりました。その後母校で教鞭をとる機会を得ましたがちょうど東日本大震災に見舞われました。被災地やその外にいる自治医大卒業生たちが現地支援のチームを派遣しようという試みを、同窓会、地域医療振興協会と協力して学内から応援して卒業生の団結力の強さを実感しました。

自治医科大学のような医学部をもうひとつ創るということのリアリティーはともかくとして、今回のCOVID-19のような未知の新興感染症で世界がパンデミックに襲われているときに総合診療医として自治医大卒業生の多くが頑張っているという事は心強いです。これは自治医大の建学の精神につながると思いますが、ほかの医者が行きたがらないようなところへ身体を張って働きに行く医者を育成するというのは国民、世界中の人々に共通する願いではないでしょうか。夢物語でしょうが「自治医大をもうひとつ創る」の一読を皆さんに推薦します。

2022年5月吉日

はじめに～本書を読む一般読者の皆さんへ～

自治医科大学　2期卒業生　箕輪良行

自治医科大学（以下　自治医大）という大学がある。82ある医学部で唯一、全国の都道府県から一律に学生を選抜して、修学資金を貸与する在学期間の1・5倍、自治体が指定する山間・島嶼の医療機関等に勤務する医師を養成する、全寮制の私立大学だ。実態は総務省の所轄する地方交付税から都道府県分担金という一律の資金が学校法人に支出されており、「公立」と同じである。

入学選抜は都道府県の一次試験、自治医大での二次試験によって実施され、47都道府県から隈なく2～3人の学生が集められ、栃木県下野市にある大学本体で6年間、全寮制の教育をうける。3千万円程の修学資金は大学から貸与され、契約で卒業後に在学期間の1・5倍を自治体が指定する医療機関に勤務することとなっている。へき地等で全人的な医療を行う上で幅広い臨床能力をもった臨床医を養成することを目指し、カリキュラムでは現場への早期暴露教育、ベッドサイドでの臨床教育が重視され、実際に4年生時から病棟教育が始まる。これは全国の医学部でも最も早くから実施され教育時間も2025年までに世界標準の医学教育として達成が求められている2200時間を超えるレベルを50年前から実現している。すでに全国に4700人以上の卒業生が医師として地域医療、専門医学分野の多様な領域で幅広く活動しており、2019年末からパンデミックとなったCOVID-19の感染対応に活躍している尾身茂医師は東京都出身の第1期の卒業生の一人である。

第二次世界大戦敗戦後から20余りの旧帝大、国公立大学の医学部と順天堂、慈恵、慶應といった歴史ある医学部しかなかったが、昭和40年代に新設医大設立のブームが生まれた。私立の川崎医大や愛知医大、聖マリアンナといった単科大学や帝京大学医学部のような総合大学にも波及した。目的別医科大学として防衛庁、自治省、通産省などが音頭を取って防衛医科大学、自治医科大学、産業医科大学の3つが誕生した。公益事業であるべき医療に「自衛隊活動」「へき地医療」「産業衛生」といった特定の目的を掲げて医師養成する医学部設立への批判がなされた。

なかでも自治医大に対しては、「卒業生がへき地勤務に赴かないので設立趣旨が達成できない」、「修学資金で卒業生の医師が働く場を制限するのは職業選択の自由を阻害するおそれがある」、といった批判が高まった。またへき地勤務のための臨床教育重視は医師として基礎医学や医学研究への進路を狭めてしまう偏向教育である、という意見もみられた。「自治医大はどこへ行く―破綻した“へき地医療政策”」（内外問題研究所　刊）は問題点をまとめていた。

半世紀を経て、かつての指摘は的外れであったと実績が示している。自治医大卒業生が出身の都道府県でへき地医療に従事し続けており、当該の市町村自治体からは高い評価を受けている。修学資金貸与による義務年限修了後も長く地域にとどまって医療に尽力している卒業生も多い。

ところでこの『「へき地医療」という言葉には自治医大の開学当時、人口50人以上が居住している中心から半径4㎞以内に診療機関がない、いわゆる「無医地区」や遠隔離島を念頭に置いていたが、開学8年後に1期生が実際に「へき地」に赴くと、47都道府県の地域ごとに違いがあり、国民健康保険開設の一人勤務診療所から県立病院の医師補充、島しょ巡回医療班の医師確保、保健衛生行政や精神保健の専門医の補充というようにニーズが幅広く異なっているのが明らかになって、この半世紀に至っている。いわゆる「地域医療」という言葉の方が自治医大卒業生の進路を一言で説明するには相応しい。

そのイメージは1970年代から医学界で「プライマリ・ケア」や「総合医」「家庭医療」「総合診療」「かかりつけ医」さらに直近では「ホスピタリスト」といったさまざまな概念でカバーされているような「何でも屋」「ジェネラリスト」が診ている日常的でありふれていて年齢や性別、診療分野に限定されない医療をさす医学用語とも類縁のものである。47都道府県が選抜して修学資金貸与による勤務限定を課している自治医大卒業生をテーマとする場合、各人各様の「地域医療」が実践されていて狭く定義できないと言わざるをえない。自治医大卒業生が中心となって運営している地域医療振興協会は「医療人、住民と行政が三位一体となって担当する地域の限られた医療資源を最大限に活用し継続的な医療を計画・実践・評価するプロセス」と定義している。極端にいえば自治医大卒業医が自治体の指定する場で勤務している役割はすべて地域医療だということになろう。また開学50周年に合わせて発表されたとおもわれる「ビジョンと戦略からはじまる　地域医療学のブレイクスルー」（中外医学社　刊）には「地域医療」「プライマリ・ケア」の定義について詳細な検討がなされている。

さて毎年2～3名の卒業生しか帰ってこない都道府県の強い期待に応えて10年以上100％近い医師国家試験合格率で国内トップの成績を自治医大は達成している。同大医学教育センター長の岡崎仁昭教授のレポートに詳しく書かれている。医学部6年間の臨床教育時間が世界標準の2200時間を最も早くから達成していて、各地の臨床研修病院では自治医大卒業生の臨床能力のレベルが高いことは医学界では常識となっている。母校はもとより全国の医学部の教授職に就く卒業医も生まれ基礎医学領域や臨床医学研究で素晴らしい評価を得ている医師もいる。

本書は1972年の大学設立から半世紀となる2022年に、設立した初代学長、中尾喜久先生、大きく発展させた二代学長、高久史麿先生、何人かの卒業生の発言をもとにして自治医大成功の要因をめぐって語った。その成功を材料に自治医大という仕組みをもうひとつ創ると考えたら興味ある物語にならないかという試みである。

本書で後に詳述するように自治医大開学時にふたつ目の自治医大を西日本に誘致する話があったが正式に中止されている。自治医大の卒業生という立場から半世紀前のこの消えた「夢」を思い出している。インサイダー、アウトサイダーといういい方は適切ではないかもしれない。筆者は学校法人自治医科大学のインサイダーではないけれどもまったくのアウトサイダーともいえない。母校愛とか大学への親和性という部分で本丸に通じるとしても一般常識からは外野であろう。当然「自治医大をもうひとつ創る」という企画は学校法人自治医科大学から出てきたものではない。仮に本書の内容を公的に真摯に取り上げることがあってもインサイダーの方々とは全く関係がないことだ。自治医大が成功だと思ってない方々もいて本書に対しどういう感想を抱くかはさまざまと予想できる。誤解を招かないように確認しておくがカバーに登場されている故高久史麿学長が「自治医大をもうひとつ創る」という発言をされたことは全くなかった。

あくまでひとつの特殊な医学部の一側面を強調してストーリーとして組み立てた物語であり関連する人物、エピソードを事実に即して綴ったものである。

２０２２年5月吉日

参考文献

（1）四方　哲：ビジョンと戦略からはじまる　地域医療学のブレイクスルー．中外医学社，2021

（2）公的医療研究グループ：自治医大はどこへ行く―破綻した“へき地医療政策”．内外問題研究所，1985

（3）岡崎仁昭：医師国試合格率10年連続1位の秘訣 - 自治医大・医学教育，卒後指導の担当教授に聞く．https://www.m3.com/news/open/iryoishin/1044504（2022年6月1日閲覧）

目次

第三章

自治医大の成功に学ぶ
（歴代学長インタビュー）

初代学長インタビュー

2001年6月21日、前自治医大内分泌内科教授の齊藤寿一先生が院長を務めていられた社会保険中央病院（当時）で中尾先生がお亡くなりになった。その学長先生に、吉新通康地域医療振興協会理事長、尾身茂WHO西太平洋地域局長（当時）と3人で伺って、霊安室でお目にかかった。地域医療振興協会の永田町の事務所に、たまたまフィリピンから帰ってきていて東京にいた尾身先生と他にも自治医大卒業生や関係者がいた。中尾先生がお亡くなりになり社会保険中央病院の霊安室にいらっしゃるということがわかった、夜の9時過ぎの話。突然、尾身先生が「行こう」と言いだして病院に向かった。恩師齊藤院長にお願いして霊安室を開けて頂くことになった。霊安室に入室して3人で最期のご挨拶をした。その折に御霊にお話をお聞きして箕輪がまとめたのが以下の記録である。

自治医大草創の頃

箕輪　どういう医科大学を創ろうと考えられたのですか。

中尾　自治大臣であった故秋田大助先生の発意によって46都道府県（沖縄復帰前）の総意によって医科大学を共同設立することが決定されました。私はれっきとした大学を創設するにあたっては厳然とした万古不易の建学の理念がなければならないと考えました。医学・医療の深遠な科学的知識と技能を修得すること、同時に人間性の豊かな、医の倫理に徹し、また常識的な社会人としての力量をもつ医師の育成、を本学の医学教育の理念としました。

箕輪　どこに大学を置くかという当初の段階でもエピソードがあったようですね。

中尾　東と西にひとつずつこういう大学を創ろうという話でした。一度にふたつは容易でない、まず東に1校ということで所沢の近辺、水戸、そしてここが候補にあがっていました。結局ここに決まったのは簡単で早く手に入るというのが最大の理由で、当時栃木県知事の横川さんが非常に熱心に誘致なさったようです。私が見に行った時には県の飼畜場で、牛や豚、鶏が沢山いました。この施設を那須の方へ移転させる計画があったそうでその跡地を利用すれば容易に大学に転換できるというわけです。病院も教室も全部ひとかたまりのところにあった方が好いという私の希望をだしたのでこんな随分広い土地が手に入るということでキャンパスがここに決まった理由です。実際に全学生の6百何人かはみんな寮で生活し、道ひとつ隔てると先生方の宿舎が250戸ぐらいあります。教養は単なる知識とちがいます。先生方といろいろな世間話をしたり何か一緒に運動したりする中から身に付くのが一番いい形の教養の教育ではないでしょうか。

箕輪　東大を退官されたばかりで新しい医科大学を始められるという大変に勇気のいる大きな決断をなさったのですね。

中尾　東大から群馬大学へ助教授として赴任して診療に研究に精を出して楽しく5年間をすごし東大に第3内科教授として帰って暫くたって東大紛争が始まりました。三派系全学連という非常に暴力的な人たちがいました。私はどちらかというと馬鹿正直に真に受けてしまう方でした。彼らの主張は医学教育、医療のあり方がいまのような状態でいいのだろうかと問いかけ、インターンシップを形だけを真似してやっていたけれども内容たるや非常にお粗末で適切な指導体制も整っていない、実の伴わない制度の押し付けに対する彼らの強い反発とみました。学生諸君がすべて研究指向になってしまい社会の保健医療はどうあるべきかを真剣に学び、実践していくための医学教育がややもすると等閑に付されていることに強い反省と不満のもりあがりがありました。私はいまでもそれは正論と思います。だから研究面と医療面を両立させようという意欲は当時からいっそう強く持つようになりました。世の中には真にアカデミックな大学も当然存在すべきと思っています。ただ大学のどれもこれも同じカラーになる必要は毛頭ないのでむしろそれぞれの教育方針に特徴があっていいと思うのです。学生たちが主張していた学生の教育あるいは患者のための医療というものをもっとも具体的な形でめざしている大学が自治医科大学で、周囲の情勢はその学長をどうしても引きうけざるを得ない空気でした。随分考えたのですが割り切れない一点、こういう性格の大学が一体大学としてなりたっていくだろうかということです。しかし引き受けたからには一生懸命やるつもりでした。

箕輪　そのような理念を実現するために具体的にどのような教育を始められたのですか。

中尾　教務委員会を中心に協議を重ねて、教養、基礎医学、臨床医学、社会医学という正規の教育課程をさだめ6年間を一貫した医師教育として、講義や実習を全教職員の協力のもとで授業を行いました。

学生数も少ない開学当初は教員も学生寮を仮宿舎として泊まり、学生たちと接触する機会も多かったのです。日常生活の延長のように教室での授業、研究室のゼミナール、寮食堂での5、6人の懇談がパターン化されていました。学級数もふえて次第にそれぞれの好みに応じたクラブ活動がボツボツ開始されました。

運動ばかりでなく文化系のクラブ活動も、先生方に顧問やコーチになって頂いて活発になってきました。学内の人的和合・人格陶冶に役立ち、学内外の人的交流による人間性の練磨の絶好の機会となってきたと信じます。

全国各県から集まった学友と6年間を共に学びさらに寮において寝食を共にすることによって、生涯を通して親しく交際し続ける友人を得るには本学は極めて恵まれた環境にあるだろうことを常に説き続けています。

箕輪　なかでも力を注がれた自治医大の教育上のポイントは何でしょうか。

中尾　全寮制、都道府県での夏季実習、臓器別系統講義、少人数グループによるベッドサイド教育、学生選抜試験で建学趣旨に共感をもつ有為な学生の入学だと考えています。

寮での共同生活で自立・協調の精神と責任感を涵養して自己教育の場とすることを主眼にしています。学生の自主的な考えを尊重して指導する方針です。また教職員宿舎を構内に設けて、学生の訪問を受け入れ一刻を談笑に過ごし得るような配慮で設計、建築しました。

へき地に住む人々の日常生活に触れかつ懇談を通して保健・医療の実態を学ぶ機会として、各都道府県の主管部局とも連携を保って指導・協力を頂くとともに将来、学生自身取り組むであろう任務の概略を把握できるような夏季実習を実施しています。学生自身が常に出身都道府県と密接に連絡を保ちながら医学を学ぶという姿勢が必要と考えています。

医学の学習では前期過程3年間と後期過程3年間に区分して、前半で主に正常状態の人間の生命現象についての構造と機能の両面から全体的な理解を深めると同時に、病因となり得る諸々の因子について基礎的知識を学んでもらいます。教育目標に知的教育の面を求めて個々の教員が其々の課題を掲げて10人程度の少人数の学生と毎週2時間程度、年間3ヵ月以上にわたってセミナー形式の会合を持つようにしています。

続いて臓器別の系統講義を行います。狙いは全体の仕組みとその機能のうちで各臓器の占める位置と役割とを再度明確に理解したうえで、疾病でその形態、生理機能、代謝がどう変化して臨床症状を呈するか、疾病の回復過程を有利に導く治療法を考察するというものです。後半の高学年ではベッドサイド教育を主体として症例を中心に疾病を各論的により深く学びそれぞれ病人に即した医療の体験を重ねてもらいます。教師とともに病人の診療を学ぶ過程で無意識のうちに行う教師の会話や行動のなかに多くの教養的な教育内容が含まれているのです。このベッドサイド教育こそ知徳両面の教育効果をあげるに最もふさわしい方法です。この教育法とカリキュラムについては高久史磨教授にお任せしてあります。

箕輪　大学病院を建設されるに当たり非常に気を遣われたと聞きました。

中尾　大学の主要な建物を真ん中高層の十字形の病院部門、そのまわりを低層で取り囲むように事務部、基礎医学、教養部の各教室があります。学生諸君は6学年を通してひとつの建物の中に入って学習します。低学年でも食堂に行こうとすればそこで白衣を着た医師にも会うし看護師さんにも会う。私も毎日昼間はそばを頂いていていました。

廊下では外来の患者さんにも出会います。最初に患者さんに遭遇して患者さんがいろいろな苦痛と悩みをもっていることを知ってこれを救うことができるとすれば何が必要なのか、そこに医学を学び医療を習得する必要性があることを強く感ずることが大切です。

箕輪　医学部受験が過熱して優秀な素質を備えた若者がこぞって医学校に集まってきています、なかには医のあるべき姿からみて喜ばしくない金儲け主義を目標に掲げて医師になろうと志願するものが少なくないように見えます。どのような若者を選抜するように工夫されているのでしょうか。

中尾　数多い医科志望者のなかには真に世のため、人の役にたつために医学を学ぶという信念を持つ若者が必ずいます。そのような若者に呼びかけ適正な医学教育を受けさせ、臨床医となって社会のために働くことに大きな生きがいを覚えるような物心両面の医育を目指していくと念願しています。

1980年に学生自治会が入学生110人に行ったアンケート調査では大学選択の理由として「地域医療に関心が深いから」が56％、「経済的負担が少なくて医学教育を受けられるから」が24％でしたが、「ただ医者になりたいから」と答えたものが20人おりました。そういうものの考え方の青年の見方をどこまで指導していけるものなのかという教育効果の問題と結びつき、学生の選抜面で課題があるのではないかと努めています。

箕輪　そのような選抜をどう実現しているのですか。

中尾　第1次試験と第2次試験に分けた入学試験を行っております。第1次試験の実施は各都道府県にお願いしています。学力試験の問題やその採点法などは全部大学側で用意し客観的に評価できるようないわば○×式的な出題方針です。各都道府県に自治医科大学の入学試験委員会をつくっていただきその責任において全国一斉に学科試験をやる。そして次の日に面接、人物考査をやっていただく。そこでひとつの県で8人ないし10人くらいの一次試験の合格者を決めていただき、その合格者が自治医科大学に集まって二次試験を受けるという仕組みになっています。二次試験は論述式問題と面接、人物考査が主体となって最終的に1県から2人ないし3人くらい一次合格者の10%くらいの範囲で入学させることにしています。卒業して医師になると県職員に採用される、つまり入学時点でほぼ県の職員になることが決まるという性格の選抜になるので、第1次試験で県側の意向を強く反映させて頂き選抜の責任を県側にも分担して頂くということです。医者としての素質とか能力の面は大学側ができるだけ責任を持って選考していこうという狙いです。

箕輪　どんな医者を世の中に送り出そうという気構えだったのですか。

中尾　1972年4月の第1回入学式の式辞で申し上げたのは福沢諭吉の訓話から引きました。「世の中で一番楽しい立派なことは一生を貫く仕事を持つことである」「世の中で一番尊いことは人の為に奉仕して恩に着せないことである」「世の中で一番美しいことはすべてのものに愛情を持つことである」という教えを伝えました。この言葉は繰り返し学生たちに話しています。

箕輪　草創期の卒業生たち全員に学長先生がご自身で揮毫された色紙を贈られましたね。

中尾　卒業生にたのまれたのがきっかけですが、銀座の鳩居堂に赴いて色紙を買いました。時間がなかったので毎晩結構時間をかけて書いたものです。一人ひとりの顔も浮かんでくるので楽しくもありました。1期生には「忍」2期生に「慈」3期生に「努」と記しました。色々な想い、期待、願いを込めたものです。

学長退任にあたり編んでいただいた記念誌には1期生48人が寄稿してくれましたが、その21人の方々が私の色紙「忍」のことに触れていてくれました。大変にうれしく思いました。

箕輪　設立当初には自治医大をもうひとつ創る予定があったと聞いたことがありますが。

中尾　自治医大という構想は秋田大助元自治大臣が1970年7月4日高知県庁で「1日自治省」を開催した際に発表されたものです。国内の新聞はトップ記事として大々的に報道して一部の反対論も取り上げられました。医学専門学校という発想は現在の医学教育にそぐわないというものと、卒業生の医師たちがへき地には赴任しないだろうというものでした。秋田大臣は医専を医科大学へ修正されて、青年医師たちの「医の倫理観」を信頼するということで同年10月には医科大学の開学を決定しました。自治省はこの構想をもとに1972年度開学を目途に国庫補助の予算要求を行いました。1971年1月21日に第1回設置発起人会が開催され、開設準備委員会がおかれ審議されました。

これもご紹介しましたように設置場所については全国各地から誘致運動があり、米軍の所沢用地跡、富士山麓、筑波学園内といった13県から候補が上がりました。その結果、東日本とすること、さらに1、2校設立するという方向が確認されました。その後1973年8月31日に田中角栄首相と江崎自治大臣との裁断によって経費上の問題等があり増設は断念されました。こういう経過ですね。

卒後の自治医大生と、その関わり

箕輪　卒業生たちから直接に電話で連絡があり相談をうけることもあるそうですね。

中尾　遠いところの県に帰った卒業生からの、問題があって非常に困っているんですがどうしたらいいでしょうか、という電話がしばしばあります。彼らが一番気にしているのは、へき地にいって医療情報とか日進月歩の医学の知識技術から疎遠になってとりのこされた医者になるのではないかということです。決してへき地にいくことにためらいを感じているのではありません。そういうことをぶつけてくるので、余り遠い将来のことを考えて心配するのでなく、現在課せられている問題を十分にやっていくように激励しています。

　１９８２年10月３日に三宅島の雄山が噴火して大災害になったおり、ちょうど被災した阿古診療所に君がいましたね。電話で安否の確認と激励をして、参考になる教科書のようなものでなにかこまっていることはないかね、と尋ねたところまだ避難行動もはじめないで被災直後で緊急の救急対応に点滴や縫合セットといったところをしっかり準備していると話しましたね。

箕輪　第１回の卒業生以来毎年のように１００％近い合格率で医師国家試験の成績が良かったと関係者の皆さんからも称賛されたのではないでしょうか。

中尾　自治医科大学の本当の問題点はこれからです。卒業生諸君が建学の理念にのっとってそれぞれの地域に帰って、地域の人々から望まれ、信頼される医者になって働くような将来がくるかどうかが大切です。
本学に学生を送りこんでいる各県からみると県で二人の医者を期待していたところ一人しか合格しなかった或いは一人も合格しなかったとなると、学校全体では90％の合格率であってもその県では50％、あるいは0％ということになり、大きな損失であり不名誉だという考え方もありうると思います。県単位で考えると実際にはひとりでも落第されると困る訳です。そういう使命感、責任感を学生諸君は自覚していることは感じられますよ。着任される教授の先生方にも「1割くらい国試不合格がでても当たり前だと思わないで下さい」と常に念入りにお願いしています。

箕輪　そういう意味で早くから特殊な事務部を学内におかれたんですか。

中尾　はい、開学5年目に卒後指導課を設置して卒業して各出身県に帰るその過程の身柄の移り、各都道府県に帰ってからの卒後の研修、それから任務につくというそれぞれの手順を支障がないように取り運んでいくために県当局の担当課と事務的な連絡を取っていきました。

箕輪　県人会のような縦のつながりが強いとききますが、なにか工夫をなさったのですか。

中尾　寮生活の6年間で各県から14、15人の学生が集まってくるのでおのずから県人会ができて、彼らは頻繁に連絡を取り合って学習のこと、趣味のこと、あるいは将来のことなど色々語り合っています。とくに主管課長会議などで県のかたがお見えになると県出身者があつまって郷土のお土産などを頂きながら飲食をします。そういう意味で郷土意識はかなり強いです。出身県の医療状況や保健行政の問題点は一体どういうところにあるのだろうと掘り下げて、学生なりに問題意識を深めていく傾向が強い。

開学当初から行っている学生夏季実習には2、3人の教職員がその出身県の学生とともに県に行って当局と医師会の先生方にお世話になりながら、へき地へ行き住民の健康上の心配ごととか病人の措置とか。お産のときに困ったことがあったかとか、まだ医学をやらない教養課程の学生たちが肌で感じ取る。こういうことを毎夏学生と繰り返して、彼らの郷土の医療に強い関心を引き起こしているひとつのよすがになっています。

夏季実習では学年の進級に従って、住民の医療ニーズ調査、へき地での特殊な健康管理の体験、住民や関係者との話し合い、へき地の基幹病院での臨床実習、見学、診療所と病院の連携の実際、といった内容を課題としています。

箕輪　大変に優秀な学生さんを長くお育てになってこられて、中には心配されたり困惑されたりした方も居たのではないでしょうか。

中尾　1期生の秋田県の卒業生が一人だけ卒業直前に失踪してしまい皆で心配しました。4カ月後にパリにいるのが分かり三浦教授に手紙を書いてもらい、ちょうど国際血液学会で高久教授と一緒にパリに出張する機会があり向こうで会ってとにかく話しておこうということになりました。バルセロナのサグラダ・ファミリア、マドリードのプラド美術館でゴヤを堪能して戻った日でした。彼は意外にも身ぎれいにしてホテルの部屋にあらわれました。まあとりあえず説教でもないのでとりあえず食事ということで出かけました。高久教授と3人です。ワインを飲みながら困っていることはないかねと聞いたら、先ほど駅前のシャワー室に財布を忘れてパスポートも一緒に紛失し、大変に困っていると。困ったね、と現金を援助しようとしたら「ダメです、先生はそうやって甘やかすから」とたしなめられてしまいました。何とかしてすぐ帰国する事ということに落ち着きました。工面して大学に顔を出したので譴責処分になりました。

私は下館の銀行家の家に生まれ育ったのですが、その大家族の話を兄の中尾彦三郎から聞いて「南十字星」という回顧録に彼が1977年9月にまとめてくれたんですね。私の幼少時にきかん坊の正義感から母にたてついて土蔵にたびたび監禁された思い出話や、東大時代に「満鉄株」で学生生活が助かった話がでてますね。

ともかく秋田県のこともあり、卒業して帰って地元のためになってもらわないと困ると2年遅れで呼び出して、卒業証書を手渡しました。とりあえずほっとしましたね。その後ひとりの国試浪人で大変に苦労されたようですが立派な精神科医として地元でやっています。

箕輪　恐縮ですが先生のご出身の下館市では名誉市民になられたと聞いております。おめでとうございます。さぞかし幼少のころから神童であられたんでしょうね。

中尾　名誉なお話ですがただの田舎育ちで思い出も田んぼの中を走りながら成長したということにつきます。1912年の生まれですが父が銀行に関係していた地方の実業家だったので私を銀行にでも勤めさせようと考えて、水戸の県立商業学校へ行くように言われました。尋常小学校6年生のときたった一人で水戸の古い農家に泊まって不安な気持ちで試験をうけました。商業学校で勉強しているうち、自分の関心の対象が商業、実業的なものとどこかそぐわないようになってきて担任の先生に相談しました。「そういうことならば多少現在の学校の学科を犠牲にしても、進路の変更のための勉強をしてみたらどうか」とはげまされました。それから高等学校の理科を受けるような全く違った方向の学科を独学で勉強し始めました。幸い卒業してその年に水戸高等学校の理乙へ入学できました。私が小学校4年生のころ、母親が肋膜炎で東京の北里病院に入院して、非常に寂しいと同時に病人というものの立場を子供なりに考えたりしていたんです。医学をやってみたらと知人などにもすすめられました。一番難しい理乙のドイツ語学科に挑戦してみたらまぐれで入ったのです。旧制高校は楽しかったですね。40人くらいのクラスメートがほとんど医学部へ進学しました。東大でも高校時代から続けて、弓道部で大弓というのを引いていました。医学部を卒業して第2内科の呉建先生のところに入り、血液に特に興味をもって始まったばかりの骨髄穿刺を少しずつやりそれから自律神経と組み合わせました。第3内科に移ってから鉄欠乏性貧血の病態生理、ちょうどその頃、ポルフィリンの生合成経路が解明されました。シカゴのアルゴンがん研究病院に留学しました。

箕輪　自治医大の卒業生が卒後出身県に帰ってしまうとなると、大学のティーチングスタッフが卒業生から育ちにくい環境ではないかと危惧します。

中尾　一人でも二人でも出身県に帰って欲しいという地域の要望と、学生の意気込みもあって全員地域に帰っています。数年のうちに地域の医療を体験した卒業生でさらにアドバンスの教育を希望するものの中から県とも協議して、大学に戻り、そこで修練して県に帰る、あるいは大学の教育スタッフに上がっていくような制度を作ります。この大学の本来の建学の精神を基礎において教育された人間がこれを守って後進を教育していく。意欲ある医療従事者の再生産と考えれば各県にとっても人的な先行投資になると思います。

箕輪　細分化した専門医にはやくなろうとする傾向がつよくありますがどう指導されていますか。

中尾　世の中の傾向は専門化した医者でないと偉い医者ではないという誤った考えがありますが、ある程度ベースの広いどのような患者さんでも診られる医者になって自分の才能と興味とでさらに深いものを追求したいならばそれから専門医の道に入りなさい、幅のひろい臨床医になりなさい、4、5年経ってからでも何を専門とするかを決めるのは決して遅くない、と学生諸君にもよく話します。

箕輪　卒業生の将来に期待されているものはどのようなものがありますか。

中尾　卒業生諸君が幅広く経験を積み、苦労を積んでいくなかで、一般医として独り立ちしていくための、どうしても必要だという初期研修の標準的なプログラムやカリキュラムを作り出してくれることを期待しています。同窓会でも吉新通康君たちを中心に「地域医学研究会」を組織して、「卒後研修を記録し研修マニュアルを作成しよう」と努力を始めているようです。

開学の節目

箕輪　開学5年を迎え第1期生の卒業も近づき課題も多いようですが如何でしょうか？

中尾　4年生になった1期生がベッドサイド学習を始める準備として、附属病院を75年には300床に増床しました。百人以上の学生が病棟に入って患者に接しながら教育を受けるには、卒業したばかりの若い看護師も多くいささか混乱が起きるものと予測されました。教務委員が看護師に医学生がベッドサイド教育を受ける意義を説明しました。病室にいった学生に円滑に看護師の協力が得られ、ベッドサイド教育を順調に軌道に乗せることができました。本邦ではまだこの学習法は不慣れで指導教官の数をより多く必要として若干の不安もありました。施設面でも住宅が建設され病院機能を維持する原動力となる若い医師、レジデント制は附属病院にとって大変に意義あるものです。

箕輪　15年目を迎えたところで大分自治医大カラーが出てきましたね。

中尾　卒業生は平均的に見て日常の診療を総合医として処置していけるだけの技能は身に付いていると信じています。医の実践面に近い知識や技能に力点をおいてきたことは事実です。現実には困難が少なくなく、そのひとつは総合医という臨床医のイメージがいまだ明確に理解されていないところにあります。5年ほど前から地域医療学部門を設置し地域過程診療センターを開設して4年目を迎えています。総合医の在り方を追究し医科大学における教育課程にその理念と具体的内容、教授方法を確立する目的です。

シアトルのワシントン大学医学部の家庭医学教授、スメルクスタイン先生を3ヵ月招聘して実際を学びえたことは大きな収穫でした。その意味でも教育する者、研究する者の後継者を育成することが本学にとって極めて重大な課題です。少なくとも全教員の30%くらいは卒業生が占めて後輩の指導に、あたれば総合医の教育にへき地を含む地域医療への関心を一層鼓舞することに巧まざる効果をもたらすと期待しています。１９８１年に開設した大学院に本学卒業生が14人在籍しており、年々50~60人の後期の研修生が大学に戻って熱心に研修しています。

同窓会が模様替えして社団法人地域医療振興協会を成立させたことは本学の将来にとって極めて重要な意義をもつものです。自由闊達にしかも責任をもって地域で質の高い保健医療を供給する仕組みができ、円滑に機能するようになれば地域に大きな福音をもたらすことになると信じて疑いません。

箕輪　道半ばですが、創立20年を迎えるにあたりどうお感じでしょうか？

中尾　ちょうど1991年施行の大学設置基準の大綱化にともない国は各大学に自己点検・評価を求めてきました。よい機会ですから外部の委員の方にもお手伝いいただき実施しました。本宅評価の第3項目である入試選抜では受験環境や経済的な困窮に左右されずに優れた学生を全国の自治体から求めます。偏差値の順位でなく、都道府県から毎年2、3人を入学させるという点は他大学と大きく異なるところです。第4項目の教育課程で入学直後の全学生に病棟とへき地の医療現場を体験させ、小グループでの症例検討も1993年から開始しました。ベッドサイド教育を在学中に200時間以上実施しているのは自治医大だけです。医師国家試験の合格率も例年非常に素晴らしい数字となっています。第9項目の卒業生の現状では1993年までの1672人の卒業生の97・3％が卒後のへき地勤務などの義務を履行して、離島、へき地、救命救急といった地域医療で高い評価を頂いています。卒後9年間の全学生の地域医療活動に関するデータが卒後指導課のPCにファイルされています。

学生関連委員会との協力で行った自己評価では6年間の全寮制による学内交流度とサークル活発度に5点満点の5点という高得点で人格形成に役立っているのが分かります。また本学の学問の府としての貢献をインパクトファクターでみると東大、京大をしのぎ神戸大、阪大に続く成績でした（1981～1991年）。自己点検とはいえ、このような達成は私たちが開学当時から目指してきたものとも大きく重なり誇らしい次第です。

中尾喜久初代学長とのエピソード

つぎに中尾喜久学長とのエピソード（材料）を紹介したい。何人かの卒業生が中尾学長とのエピソードを具体的に語っているものを簡単に分類した。まず学内や学長宅で交わされた会話や出来事、次に卒業生が地域医療現場へ訪問した際のやり取り、最後に印象的で面白い言動に分けて拾ってみた。96年に発言された卒業生たちの現職のポストとともに羅列した。

学内懇親会、自宅に学生を招待しての夕食会、卒業式後の飲み会

関口忠司（1期　組合立那須南病院院長）

ご自宅に学生を招いて奥様の手料理を振る舞われての対話のなかで生命への畏敬の念を示された。卒業してからへき地診療所に赴任した際には現地まで出向いてくださり、活動報告に耳を傾けて頂きどれだけ鼓舞されたか分りません。

玉田喜一（5期　自治医科大学消化器内科病院教授）

卒業を間近に控えた我々が数人で中尾学長と懇談していた時のことである。一人の学生が卒後の不安を長々と話し出した時、中尾先生が「そんなKetsunoana の小さい考えでどうしますか」とお叱

りになり、その場がしずかになった。

中尾　武（6期）

自治医科大学イコール中尾学長という思いが自然に染みついていた私には、学内での成人式や学長先生との懇談会などで学長先生ができるだけ学生と接する機会を設けようとされるご配慮をつねづね感じておりました。自治医科大学の存在および建学の精神をしり初めて医師になろうと決意した私は、自治医科大学がなければ医師になっていなかったに違いありません。自治医科大学を世界に誇れる大学に育て上げた学長先生のご苦労やご努力は計り知れません。

岩井くに（8期　岩手県立千厩病院総合内科）

女子学生だけ学長懇談会が毎年ありました。ある日、「呼んでいただいてばかりでは申し訳ない。中尾学長を女子ラウンジに招待しよう！」となぜか話が盛り上がり、なんと！　中尾先生自ら、女子ラウンジに来てくださることになりました。そして、信じられないことですが、女子ラウンジ　車座になっての学長懇談会が本当にはじまりました。残念ながら私たちの手料理はあまり召し上がって下さらなかったと記憶していますが、鶏の唐揚げを見て「これをチューリップというんですよねえ」とおっしゃったのを昨日のように覚えています。

全国の卒業生の現場へ足を運んだ

廣内幸雄（1期　元高野町立高野山総合診療所所長）

昭和55年8月に52床の高野山病院に足を運んで頂きました。卒後3年目の私にとって不安、不安の毎日でした。学生夏季実習と時期を同じくしてへき地の小病院に足を運んで頂き感激するとともに「医師はいくつになっても勉強だよ」と励まされ非常に元気づけられました。以来気を取り直し学長の言葉を励みに地域医療に従事してまいりました。早いもので16年になります。

出光俊郎（3期　元自治医大さいたま医療センター皮膚科教授）

宮城県迫町、公立佐沼総合病院で夏期学生実習の最後の総括、発表をホテルで行いました。中尾先生は宮城県のいなかまで足を運んでくださいました。学生一人ひとりの発表に熱心に耳を傾けられ「研究でも実験でも、初めはみんな試行錯誤、みなさんのフィールドワークに関する発表は一流の研究論文に決してひけは取らない」と大変評価してくださいました。その言葉が学生にとってどれほどの励みになったことか計り知れません。

苅尾七臣（10期　自治医大循環器内科教授）

学長先生の北淡町への慰労訪問のおり、阪神淡路大震災の引き金になった北淡町の野島断層のうえで学長先生より「よく頑張りましたね、ご苦労様でした」と言って頂いた。この時は万感の思いがこみ上げた。

卒業生たちへの「言葉」や色紙

渡邊賢司（1期　岩美町国保岩美病院院長）

兵庫県視察の帰途に岩美病院にお立ち寄りくださり、その際に「忘己利他」という立派な額縁をご持参いただき卒業時の「忍」の色紙とあわせて私の人生の自制訓が増えました。

本松　茂（2期　浦和共済病院院長）

第7回総合医学術集会の懇親会の司会をすることとなり、学長先生の思い出に残ることをしたいと思い「学長先生の卒業式」をした。卒業証書の文面を考えて目頭が熱くなった。参加者の前で受け取ってくださった学長が「一生の思い出ができた」と心から喜んでくださった。

井上和男（5期　帝京大学ちば総合医療センター地域医学教授）

自治医科大学を卒業後14年経って大学に帰ってきました。地域医療学教室の教員として採用されましたが平成7年4月1日に学長室でその認証式がありました。自然と14年前の卒業式が思い出されました。壇上で卒業証書をいただき「がんばってね」といわれ握手した手の本当に柔らかかった事が鮮明に記憶に残っています。大学を巣立ち再び大学に帰ってきてまた学長の前にたったのは何とも言えないものでした。

坂本敦司（5期　自治医大法医学教授）

5年生の頃でした。夕方、北口近くの廊下で偶然、学長先生と行き違った時です。ご挨拶しますと、にっこり笑いながら近寄ってこられて「坂本君、勉強していますか。間藤さんが随分と心配していますよ」と声を掛けられました。第二解剖教室に居候して、BBS、学園祭に走り回り学業をそっちのけにしていたのを御存じなのだと恐縮するとともに、学生の一人ひとりをそれとなく気にかけて下さることに対して感動と感激が体内にはしったのを昨日のように覚えています。

雨森正記（8期　弓削ファミリークリニック院長）
診療所に勤務して6年、アメリカで臨床研修をやってみたくなり各地の病院に申請書を送りました。申請書には出身校の学長の推薦状を付けることが必要とされているために学長先生には大変ご無理をお願いしてサインを頂きました。その数ざっと50数枚……結局5か所で面接を受けましたがあえなく不採用となってしまいました。その旨のお手紙を差しあげたところ心温まる自筆のお手紙を頂き感激致しました。「あまり気落ちすることなく、内地でも勿論機会は十分にありうることですので一層の修練を重ねて、初心貫徹していってください」

印象深い、飛び跳ねた、学生との係わり合い、エピソード

吉新通康（1期　地域医療振興協会理事長）
1994年4月頃から中尾先生や奥様にご迷惑をお掛けするお近づきをさせていただくようになった。同窓会の準備の相談では「親睦中心の同窓会とは違うのだから地域医学研究会という名はいい」

と。第1期生の国試対策委員としてそれまで無縁の学長室に時々よばれ、国家試験についての若干長めの御意見を拝聴した後は必ず毎回「決して派手ではなく、それなりに……」と、小声で激励をいただいた。学長宅に仲間と何度となく押し掛けては厄介になり、記念にと学長の茶碗と箸を拝借し夕飯を食べたり、風呂を頂戴しさらに湯上りに学長愛用の整髪料に手を出すというおバカもした。学長も奥様も嫌な顔をされずに笑っていたが、毎年、卒業式のあとは学長宅へお邪魔するという迷惑な行事を作った責任の一端はわれわれにある。

萱場一則（2期　埼玉県立大学学長）

1年生の学長先生との懇談会。「一人前の医者になるにはどのくらいの研修期間が必要ですか？」との私の問いにちょっと首をひねられて「5年……、みっちりやれば、内科なら何とか格好がつくでしょう」とのお答えでした。「なんだ5年でいいのか、それなら内科になろう」と安易に考えた。

島貫公義（2期　会津中央病院外科部長）

「わたしもそばを」と注文なさる学長先生のまわりに学生がすいよせられていく職員食堂。「きみの絵をしばらく借りていました」と話しかけられ一日中喜んでいました。

高山佳洋（2期　大阪府八尾保健所長）

私たちが学生自治会の活動で大学といろいろと対立していた頃でも、純粋で過激な議論にいつも耳を傾けさまざまなご支援をいただき破格の便宜を図って頂いた。田上、箕輪君や笹井さんと宇都宮のご自宅までおしかけて夕食をご馳走になりながら夜おそくまでさまざまなお話をきかせて頂いた。アメリカ留学中に無理がたたって結核に罹患された話や、猛烈に勉強や仕事に打ち込むと髪の毛がちぢれ毛になったという奥様の思い出など。

箕輪良行（2期　みさと健和病院救急総合診療研修顧問）

自治医大で2回目の医師国試を受ける私たちが日光研修所で補習を受けた時のこと。激励で日光に来られた学長はいつものように穏やかに微笑みながら、今まではともかく残りの半年は一生懸命勉強しなさいと厳しく諭されました。「自治医大のこれまでの教育を受けてきた私たちがみな国試に合格出来るようでないと国試がおかしいんじゃないですか。国試がそのように変わるべきではありませんか」私が冗談半分で話したところ、「まだそんなことが言える段階じゃないよ。もう少し待ちなさい」と中尾先生は答えられました。

阪口　浩（4期　南奈良総合医療センター消化器・放射線科）

夏休みのある日、学生寮6号棟1階の中庭に面した自室で定期試験にそなえた勉強中であった。と、窓の外に人影が立ち、しばらく動かない。ふと顔を上げると、「やあ、阪口君、暑いのに頑張るねえ」と学長がにこやかにお立ちであった。小生「はい」と立ち上がったもののパンツ1枚の姿で、感激とはずかしさに赤面した。600名の学生の顔と名前をおぼえておられたことは今もって驚く。

山下隆司（4期）
五月病に罹患直後の昭和50年5月、授業をサボり朝から和室で雀卓を囲んでいると、真後ろから静かな足音がした。ややあって学長先生と分かったが叱られるのかと暫し緊張していると「半荘するのにどのくらいかかるのかね？」とにこにこしながら話しかけられた。学長が少しだけ身近に感じられた。

森岡聖次（6期　夢眠クリニック名張）
再試験受験者名簿の常連であった小生がそれでも奨学金をお借りできることとなり、中尾学長から直接通知をいただくこととなった。綿パンに半纏という珍妙なスタイルの小生に中尾学長はぷっと吹き出され「あったかそうなのを着ているじゃない」とおっしゃられた。

國井　修（11期　世界エイズ結核マラリア対策基金事務局長）
私は学長先生に食って掛かったことが何度かありました。世界には1週間歩いても病院にたどり着けないようなへき地があり、飢えや病苦に喘ぐ難民が何千万といるというのに自治医大はなにもしないのか、教育はどうなっているのかなどと。他にもご迷惑をお掛けしたこともございました。しかしそんな生意気な私を「体に気をつけておやんなさいよ」と仏のような笑みで包んでくださった先生。、まさに手の上で息巻く学生を悠長に寛大に見守ってくださいました。卒業後、挨拶に行くたびに「お土産にくれたインドの牙の折れたゾウ、大切に飾ってますよ」と言われてました。

松本めぐみ（13期　綾川町国保綾上診療所長）

生意気ざかりだった学生時代、私は先生にとても失礼なことを申し上げました。「自治医大の教育方針では医の倫理など学べない」と。私がそう口にした時、中尾先生は本当に悲しそうなお顔をされました。「師の背から学んでほしいのだが」とおっしゃったその時のお顔が忘れられません。

四方　哲（17期　京都府山城広域振興局健康福祉部長）

学生時代に中尾学長と昼食をとりながら歓談する機会があったので「先生は東大の医学生時代にどんな勉強をしていましたか？」と尋ねたところ、遠くの松林に目を向けながら「しばらくは仲の良い友人3人で教科書の輪読会をしていました。たとえば血液学を回っているときはそれぞれが読んだ血液学の内容を教え合うのです。私が英語の教科書、彼がドイツ語の教科書、もう一人がフランス語の教科書を読んできてそれを比較しながら議論するのです。とても楽しかったですね」。ゆっくり描かれている医学生の崇高性に驚愕し、国内の内科学書すら通読していなかった自分がとても恥ずかしくなりました。

やはり昼食を学生寮の食堂でとられていた中尾学長に、同級生と「ご一緒させていただいてよろしいでしょうか」と少し緊張しながら同席させていただいた。他愛もない雑談にも気さくに応じられて学長の意外な一面を知ることもありました。文脈を全く覚えていませんが、学長が語られました。「君たちがいるだけで住民が安心できる。そこに君たちの価値があることをもっと意識しなければならない(4)」。

中尾学長仮想インタビュー後記

中尾学長がお亡くなりになり、2001年7月19日に大学葬が執り行われた。その葬儀のときに、長男の方がご家族を代表してご挨拶の弔辞を話された。自治医大の附属病院を設計された日建設計グループのメンバーであられた1級建築士の方だ。その中で心に残る話があった。中尾学長にはお子さんが3人いたが、先生は家庭でお子さんたちに向かって一度も医者になれと言われなかったそうだ。息子さんは「父はきっとそういう気持ちを持ってたと思う。けれど一度も言いませんでした」と続けた。ある時中尾学長に「私たちは誰も医者にならなかった、申し訳なかったと思ってる」と言ったそうだ。すると中尾先生は「俺には全国に2000人の子どもがいる」と答えたそうだ。この話を大学葬の席で聞いた時にびっくりした。その言葉をきいて、中尾喜久学長は本気だったんだなと。本気でへき地に誠実に赴く臨床医を育てることに衷心を傾けており、多分、命懸けであたられていたのだと感動した。このエピソードを聞いた林寛之教授が一言、「中尾先生すごい、じゃないとやっぱり、ご飯食べないですよ、1年生の時からすべての医学生と」。

参考文献

（1）創立十周年記念誌編集委員会：自治医科大学十年小史　自治医科大学創立十周年記念誌．自治医科大学，1982
（2）佐々木康雄：自治医大青春白書　今でも笑えないパリ放浪記．自治医科大学医学部同窓会医燈会会報　97：16-18，2021
（3）中尾喜久学長退任記念誌編集委員会：中尾喜久学長退任記念誌　忘己利他．自治医科大学，1996
（4）四方　哲：ビジョンと戦略からはじまる　地域医療学のブレイクスルー．中外医学社，p19，2021

二代学長インタビュー

２０１９年9月、地域医療振興協会会長室に伺って今までの人生やお仕事のお話をおきかせいただけないか、とお願いして快諾されたのをよいことに、遠慮なくいろいろと根掘り葉掘り教えていただきたかったことを拝聴した。全5回ほどのインタビューをまとめたものが、本インタビューである。ちょうどインタビューがまとめ終わったころ、高久先生の突然の訃報が届いた。まだお元気であった高久先生の最後のお言葉である。また、タイミングの問題で、本インタビューは高久先生にご確認いただくことが叶わなかった。不正確な部分もあるかもしれないが、私箕輪の責任で高久先生のお言葉を残させていただく。

医師を志した理由

箕輪　これからお話を伺うのに際して、高久先生の自己紹介をしていただきたいと思います。まずは学生時代の思い出からお願いします。

高久　私は、１９５４年に東京大学医学部を卒業し、翌年9月に医師免許を取得しました。職業としての医師を選択する動機は人によってさまざまですが、私の家系に医師はいませんでした。身近で医師や医学と関連がありそうな人物となると、私の兄くらいでしょう。兄は医学部への進学を目指していながら、肺結核を罹って4年間高校を休学し、医師になることを断念しました。そんな私がなぜ医師になったのか。仰々しく開陳するほどのことでもないのですが、簡単にお話しします。

私は1931年2月11日に、父の勤務先である朝鮮総督府のある韓国の釜山で生まれました。6歳のときに京城市立鍾路小学校に入学して、中学3年生の途中まで京城中学校に通っていて、終戦を迎えるまでの14年間を外地で過ごしました。一家は日本に引き上げた後、父の故郷だった福島県で生活する予定でしたが、諸般の事情で一時、福岡県に落ち着くことになり、私は旧制小倉中学校に転入しました。

旧制中学校は5年制で、4年修了時点で高校を受験することができたため、進路を決めなければいけませんでした。同級生の多くが県内の福岡高校に進みましたが、私は、かつて夏目漱石やラフカディオ・ハーンが教鞭を取り、池田隼人、佐藤栄作という内閣総理大臣を輩出した第五高等学校を志望し、入学しました。五高時代の思い出の扉を開けると、最初に飛び出してくるのが「卓球」です。少し遅れて「勉強」が顔を出します。

中学時代にバプテスト教会に通っていました。きっかけは、英会話を勉強したかったからですが、正直に言うと、若い女性宣教師に会いたかったからです。それでも、キリスト教に興味があって、五高時代もバプテスト教会に通い、洗礼を受けました。

同級生の1人に台湾から引き揚げてきた友人がいて、彼は卓球が上手でした。彼と一緒に卓球で遊んでいるのがとても楽しかった。卓球のことを考えずには夜も日も明けないほど入れ込むようになっていました。

そんな高校生活だったので成績は下がり、3年生になったときには227人中109位まで順位は下がってしまいました。そうこうしているうちに大学進学の時期が近づいてきました。泰然自若を絵に描いたような私の姿を見て、友人のおばさんにさえ「高久さんは卓球ばかりしているけど、大学に入れるの？」などと言われてしまった。私は元来、理詰めで物事を考えるところがあり、すでに小学校1年生のときにその片鱗が現れていたようで、母が残してくれた手記にこんなことが書かれていました。

「ある日の学校参観日に先生曰く。『昨日の高久さんは家で予習をしてきましたか』との問い。私は『いいえ、あの子は復習で一杯で予習の時間はありません』と答えたところ、昨日の算数の時間に《花子さんと太郎さんが鬼ごっこをしました。3人見つけましたが、まだ2人見つかりません。みんなで何人で鬼ごっこをしているのでしょう》という問題を出したところ、1人の生徒が答えて曰く『5人です』。先生『5人ですか』。全生徒『はい、そうです』と答えた中でいちばん優秀な林部さんという女の子と貴方だけが手を挙げない。先生は、林部さんは優等生で、さもあらん。が、あのできない高久はいかにと思われ、『高久さん』と貴方を指したところ、貴方は『鬼がおります』と答えた由。『3＋2＋1＝6と、細かい計算は頭に浮かばなかったが、目隠しをしている鬼に気がついたところを見ると、まったく見込みがない子どもでもなきにしもあらずですよ』と慰められました」

当時、数学が好きだったので、将来は理論物理をやりたいと考えていました。そのころ、湯川秀樹博士がノーベル物理学賞を受賞したこともあって物理に興味があったのです。しかし、五高の物理の授業は、私と教師の相性が合わなかったのか、退屈でつまらなかったので、理学部に行くことはやめにしました。さて、進路をどうするか、となったときに、理系の進路は工学や農学などがありましたが、私は図面を引くことは大の苦手だから工学部は向いてないし、農業にも興味はありませんでした。こうして選択肢を1つずつ消去していって残ったのが医学でした。あるいは、キリスト教的な考えもその背景にあったかもしれません。こうして私は、東京大学と九州大学の医学部を受験して、東大に駒を進めることになりました。大学時代も卓球を続けました。また、新劇にも興味を持つようになり、ろくに大学の講義にも出ず、よく芝居を観に行きました。五高時代の知人のつてで俳優座のこけら落とし公演を観る機会もありました。

1954年3月、東京大学医学部医学科を卒業し、インターンとなりました。1年間、私は東大病院のほかいろいろな施設などを回りました。その中で唯一誘いの声がかかった眼科に行こうと考えていました。ちょうどその時母から電話がかかってきたので、そのことを伝えたところ、母は「一生眼だけを見るというのは、いかがなものでしょう」と言いました。思えば、母が私のすることに反対したのはこの時だけでした。母の言葉で、自分でも進路を考え直しました。

研究に精を出した第三内科時代

箕輪　あまり勉強に精を出さなかったのに、五高から東大医学部と抜群に優秀だったんですね。国家試験合格後は東京大学医学部第三内科に入局されたんですよね。

髙久　当時の第三内科は沖中重雄先生が教授を務める神経内科を中心とする総合内科でした。本当は大学院に進もうかと考えていたのですが、当時の医局長だった鎮目先生から「沖中先生が『髙久は学生の時の成績が悪いから、大学院はダメ』と言われた」と言われ大学院を断念しました。

入局3年後、指導医だった衣笠恵士先生の血液内科を選びました。血液グループのチーフだったのが、当時助教授の中尾喜久先生でした。中尾先生は貧血が専門で、鉄やヘモグロビン中のヘムの代謝に興味を持っておられました。私は、貧血の患者の赤血球中の遊離プロトポルフィリン、赤血球の造血因子のエリスロポエチンの研究に携わることになりました。

1958年から1年半、群馬大学に勤務し、東大第三内科に戻り、第三内科の助手となりました。当時、国際原子力委員会の奨学金制度があり、私は試験に合格し、1970年に奨学生として米国に1年間留学しました。留学先は、当時、造血因子エリスロポエチンの研究を世界的にリードしていたシカゴ大学。そこでの成果としてまとめた研究論文「血色素合成の調節その病態生理学的意義」がベルツ賞第1位を受賞しました。

留学を通じて、最先端の医学だけでなく、米国人のユーモアのセンスと後進の指導などにも触れることができました。私が師事した教授の言葉が私のキャリアに響きました。

「私が今の地位に就くことができたのは、若い時に私に目をかけてくれた人がいたからです。だから、若い優秀な人材を見つけて、その人にチャンスを与えることが私の使命です。その結果、私は恩師に最大の恩返しをすることができます」

自治医大創設の頃

箕輪　東大三内、ベルツ賞というまさに王道を歩まれていたわけですね。自治医大創設ではどのような役割をされたんですか。

髙久　米国留学を終え、帰国した日本では、医科大学、医学部が次々に新設されていました。中尾先生は自治医科大学の学長に推薦され、私は先生とともに大学の設立準備に携わることになりました。この時私が注力したのは教員集めで、米国留学で開眼した「若い人にチャンスを」という発想で東奔西走しました。

日本は1970年ごろ高度経済成長期を迎え、医療の地域格差が問題視されるようになりました。そこで各都道府県にひとつの医科大学を設置するという構想のもと、国立大学17校と防衛医科大学が新設されました。私立大学も1970年代に医学科、医科大学16大学が新設されました。そのひとつが自治医科大学です。

入学試験は、各都道府県でそれぞれ2～3人（栃木県は5～6人）を選抜します。合格倍率は都道府県ごとに異なり、平均すると20倍前後と難関です。

自治医大の創設では、特に、人材を確保するために精力的に全国を回りました。若くて優秀な教員をリクルートするために、新たなポストを作り、米国の大学にもスカウトに行きました。また、カリキュラム委員会の委員長も務め、大学3年以降の教養課程のカリキュラムの作成に携わりました。カリキュラム作成に当たっては、「富士研ワークショップ」の方式を参考にしました。「富士研ワークショップ」とは、1974年に旧厚生省と旧文部省が共催した7泊8日の「医学教育者のためのワークショップ」のことで、静岡県裾野市にある富士教育研究所で開催されたことから「富士研」の通称で呼ばれていました。第1回は日野原重明さんらが参加しており、私は岩﨑榮さんと第2回から参加しました。富士研はその後の日本の医学教育が大きく変わっていく過程で重要な役割を果たしました。

私は、上級生が下級生を教える「屋根瓦方式」や臨床参加型の実習「クリニカルクラークシップ」などのアイデアを自治医大のカリキュラムや臨床研修に取り入れ、ほかの大学に先駆けて行動したことで、自治医大は日本で最も先進的な教育を実践する大学として注目されました。

箕輪　まさに中尾学長と二人三脚で自治医大の基礎を築かれたのがわかります。

髙久　私は、本業である血液内科のほか、アレルギー膠原病科、消化器内科の教授も務め、さらには、卒後指導委員長なども兼任しました。自治医大創設期からがむしゃらに仕事をし、10年があっという間に過ぎましたね。学長の補佐役でもあり、副学長のような重要な仕事もこなしていました。そんな私の元に東京大学から第三内科の教授選出馬の打診が来たのです。

多くの大学では、通常、教授選は公募制で行われます。しかし、東京大学では学内の選考委員会で教授候補を選出し、最終選考で3人に絞り、本人に通知するというシステムになっているのです。学長に相談すると、「自治医大に残ってほしい」と言われました。いろいろな人の話を聞いてみようと思い、主に先輩医師20人に相談した結果、10人が自治医大に残ることを勧め、10人が東大の教授選に出馬することを勧めてきました。困り果てた末に、患者の紹介で高名な占術家に相談することにしました。それまで誰にも助言を求めず、あらゆることを自分で決めてきた私にとって、極めて珍しいことでした。占術家の見立ては、「あなたは東大の教授になりますが、本当に忙しくなるのは東大を定年退職した後でしょう」というものでした。私は結局、教授選に出馬することにしました。

箕輪　東大に戻られてから大変な成果をあげられたのですね。

髙久　1982年7月、私は東京大学医学部第三内科教授となりました。当時の東大の人事は保守的な体制で、医局員は全員が東京大学医学部の卒業生、助手は医局員の中から選挙で選出するというシステムでした。私は、外から新鮮な風を入れて組織を刷新する必要があると思い、古い選挙制度を見直し、他大学の卒業生も医局員になれるように改革を始めました。そこでまず、後に筑波大学血液内科の教授となった千葉滋先生に入局してもらいました。

当時、日本の内科学は関西のほうが関東より盛んで、西高東低の図式となっていて、大阪大学では結核を中心とした免疫学・医学研究に貢献した山村雄一先生、IL-6の発見者である岸本忠三先生が中心になって免疫学の研究が進んでいました。また、名古屋大学では大野竜三先生や日比野進先生を中心に白血病や血液腫瘍の研究が行われていました。

一方、関東は免疫学や腫瘍については関西の後塵を拝する状況だった。私は、米国で始まっていた分子生物学を内科の研究に導入することを考え、手始めに、空いている部屋を使って拡散防止措置P2レベルの実験ができる研究室に改修しました。グループのリーダーには平井久丸先生を据えました。それから、東京大学第三内科から分子生物学の手法を使った新たな研究成果が次々に出て全国から注目されるようになり、人材が集まるようになりました。東京大学第三内科は日本の分子生物学研究の草分け的存在となったのです。

箕輪　東大退官後にさらにお忙しく働かれましたね。

高久　8年後の1990年3月に東大を定年退官しましたが、占術家が予言したとおり多忙を極めることになりました。4月、国立病院医療センターの院長に就任し、1993年に同センターが国立高度専門医療研究センター（いわゆるナショナルセンター）になったのを期に総長になりました。その後、2010年度から独立行政法人となり、2015年度から国立研究開発法人となり、現在に至っています。ナショナルセンターの歴史は、1945年旧陸海軍病院（53施設）を引き継いで国立病院が、傷痍軍人療養所（146施設）、結核療養所（93施設）を引き継いで国立療養所がそれぞれ発足しました。その後、国立病院としての機能を充実させ、国立がんセンターが1962年に、国立循環器病センターが1977年にそれぞれ設置され、国立病院・療養所の再編成・合理化で、国立精神・神経センターが1986年に、国立国際医療研究センターが1993年に、国立成育医療センターが2002年に、国立長寿医療センターが2004年に設置されました。国立国際医療研究センターでは、看護学校長も兼務しました。

日本の顔とも言える仕事の数々

箕輪　1996年に再び自治医大に学長としてお戻りになった際にはどんなお仕事を？

高久　思えば、人生の大半を医学教育に捧げてきた私は、自治医大に最も長く籍を置いたことになります。学長として力を入れたのは優秀な人材のリクルートでした。教授選びの方法は、自治医大では臨床現場での仕事ができて、面倒見の良い人材を求めました。

2012年に自治医大を退職するまでに、私はいくつかの要職を兼務しました。以下に簡単にまとめます。

・「健康日本21（第1次）」の企画検討会の座長
・2000年、文部科学省「医学・歯学教育の在り方に関する調査研究協力者会議」の座長を務め、医学教育モデル・コア・カリキュラムを提案
・2003年度「21世紀COEプログラム」として自治医大が申請した「先端医科学の地域医療へ展開」が採択
・2004年日本医学会会長に就任し13年間務める

箕輪　オールジャパンのお仕事をいくつも手掛けられましたね。リーダーとしてのお考えなどありますでしょうか？

高久　私はこれまでにいくつもの組織のトップとして舵取りをしてきました。リーダーには4つのタイプがあります。

①先人に立ってチームを引っ張っていくタイプ
②チームのメンバーの意見を聞き、まとめていくタイプ
③何もしないタイプ
④チームの足を引っ張るタイプ

　私自身は、②のチームのメンバーの意見を聞き、まとめていくタイプだと自己分析しています。
日本医学会は126学会を取りまとめる組織であり、自分だけの決断で物事を進めていくワンマン

タイプのリーダーにはなかなか務まらないかもしれませんね。

日本医学会会長に就任した同じ年に現行のマッチングシステムを伴う新医師臨床研修制度がスタートしました。この制度は、私が座長を務めた厚生労働省と文部科学省合同の「臨床研修制度のあり方等に関する検討会」が中心になってつくられました。また、制度を評価する卒後臨床研修評価機構の理事長にも就任しました。新臨床研修制度では、研修先が自由に選べるようになった結果、それまで大学病院しか知らなかった医学生が民間病院と大学病院のプログラムを比較して、自分に合った病院を選択するようになりました。

厚生労働省は、２０１１年10月から「専門医の在り方に関する検討会」を開き、今後の専門医のあり方などについて議論を重ねてきました。従来、医師の専門性の評価・認定は、各領域の学会が独自の方法で専門医制度を設けて運用してきましたが、近年、学会が乱立され認定基準が統一されていませんでした。専門医の能力についても医師と患者の間にとらえ方のギャップがあるなどわかりづらい面があったので、専門医の質を向上させて、さらに良質な医療を提供するための制度が求められてきた。そうして、２０１７年から新専門医制度がスタートしました。新専門医制度の目玉は、学会単位で認定していた専門医を、第三者機関である日本専門医機構が認定することと、総合診療専門医が専門領域に位置づけられたことでしょう。

総合診療専門医の医師像について、日本専門医機構の理事、香川大学医学部名誉教授の千田彰一さんは「日常遭遇する疾患や傷害の治療・予防、保健・福祉など幅広い問題について適切な初期対応と必要に応じた継続医療を全人的に提供でき、地域のニーズに対応できる〝地域を診る医師〟。従来の領域別専門医は「深さ」が特徴であるのに対し、『扱う問題の広さと多様性』が特徴。他の領域別専門医や多職種と連携して、地域の医療、介護、保健等のさまざまな分野においてリーダーシップを発揮しつつ、多様な医療サービス（在宅医療、緩和ケア、高齢者ケアなど）を包括的かつ柔軟に提供する。地域における予防医療・健康増進活動などを行うことにより、地域全体の健康向上に貢献する重要な役割を担う」と提唱しています。

箕輪　医学教育の「２０２３年問題」についてはお考えはありますか。

髙久　日本を含む米国以外の医学部卒業生が米国で臨床研修を受けるためには、２０２３年以降は世界医学教育連盟（ＷＦＭＥ）が認定した医学部の卒業生でないと米国の外国医学校卒業者認定機関（ＥＣＦＭＧ）の認定を受けることができなくなります。そのためには、日本の医学部でも米国の医学部と同水準の教育を行わなければいけません。そうした経緯で設立されたのが日本医学教育評価機構（ＪＡＣＭＥ）で、私は、２０１５年からＪＡＣＭＥの理事長を務めています。

日本の医学・医療は先進諸国と比べてさまざまな点でおくれをとっており、公衆衛生面においても喫煙・受動喫煙の問題など課題が多くあります。新型コロナウイルス感染症についてもワクチン接種、特効薬の開発など多くのことが後手に回っている状況です。公衆衛生は、臨床では個人の単位でアプローチしていることを、社会を単位としてアプローチすることです。その守備範囲は、母子保健、学校保健、環境衛生、精神衛生、生活習慣病の予防、ＣＯＶＩＤ-19やインフルエンザなどの感染症の予防などと、広範にわたります。これからの日本では、公衆衛生マインドをもつ医師が重要な役割を担うことになると考えています。おくれをとっている最も大きな原因のひとつは研究費が少ないことです。例えば、日本の文部科学省科研費は総額で約2300億円、日本医療研究開発機構（AMED）の研究費等の総額は約2000億円で、これに対して米国国立衛生研究所（NIH）の研究費は約3兆3000億円、大きな大学の研究費は1000億円近い。日本では米国のようにベンチャー企業が発展しやすい土壌が整っていません。そのため、日本で新たに開発された薬剤や医療機器が海外製になる例は少なくないのです。

自治医大の黎明期

箕輪　丁寧な自己紹介ありがとうございました。高久先生の生きてこられた時代のことがよくわかりました。2020年10月に私たち自治医大の2期生の卒業40周年の懇親会が開催されました。懐かしい人が大勢集まってくれて、大変盛り上がりました。生化学の香川靖男先生（初代教授、「医師国試は偏差値60あれば通る」と励まされた、筆者入学面接官で長くお世話になった、細胞膜ATP酵素による生体エネルギー科学の世界的権威）、化学の石倉先生（初代教授、スマートな講義とテニスが上手で人気があった）なども来られました。

高久　石倉さんはお元気なのですね。香川さんにはたまに会うけど。石倉さんはまだテニスをやっていますか。

箕輪　今でもテニスをやっていて、けっこう強いらしいです。それから、物理の木原先生（助教授、実習も含めて学生がよく教えてもらった）も来られました。

高久　物理は青野先生じゃないですか。

箕輪　教授が青野先生（初代教授、入学試験の物理が難しかったのは青野先生の仕業と学生は信じていた）で、その下が木原先生です。

高久　物理で思い出すのは、学長として卒業生に最後の講義をした時のことです。ある学生が手を挙げて、「先生はなぜ医者になろうと思ったのですか」と質問しました。僕は「湯川秀樹にあこがれて、将来は物理学の研究者になりたいと思っていたんです。熊本の旧制第五高等学校の物理の授業があまりにも面白くなかったので熱が冷めちゃって、物理はもういいやと思った。進路をどうしようかと思って選択肢をひとつずつ消していって残ったのが医学部だったので医者になった」という話をしたら、皆大笑いしていました。青野さんの物理の講義は面白くて評判が良かったらしいですね。

箕輪　青野先生の講義はテストが難しくて、成績が悪いと落とされるんですよ。

高久　それは知らなかった。

箕輪　当時、私たちがお世話になった生物の長野敬先生（初代教授、翻訳家として多くの著名な生物学関係の作品を紹介されていた、角刈りが特徴）や柳沢先生（初代公衆衛生学教授、禅の修行を修めていて学生たちもそちらでお世話になったものが多い）は、はっきり言って、雲の上の存在でした。自治医大にはそんな先生方が何人もおられました。新設されたばかりの大学に、どうしてあのようなお歴々がそろっていたのですか。ずっと疑問に思っていました。

高久　簡単に言えば、臨床系の教授はほとんど中尾先生と僕が相談して決めたメンバーでした。教養課程の人選は東京大学の教養学部長だった佐藤先生（佐藤文平教授は中尾学長と昼に二人でそばを食べている姿が印象的だった）が中心でした。

箕輪　生化学のほかに、基礎はもうひとつありましたね。

高久　生理ですか。

箕輪　そう、生理は八木先生（すぐに退官された松田幸四郎教授の次期教授、エネルギッシュな講義スタイルでヤギキンと呼ばれ医学生の評価は分かれていた）でした。

高久　八木さんもそうでしたが、生化学も薬理も僕たちの関係で引っぱってきた人ばかりです。

箕輪　英語の鈴木伝次先生（助教授で英語の速読、タイプライターのブラインドタッチ入力を始め実践的な英語教育をすすめた地元栃木県出身の先生）はどうですか。

高久　僕の関係ではなかったですね。僕は医学系だけでしたから。

箕輪　私たちはみんなお世話になりました。かなり個性的な先生でした。

高久　僕の次女は鈴木さんに仲人になっていただいたんですよ。

箕輪　香川先生はどうですか。

高久　香川さんについてはよく覚えていて、僕は彼のお姉さんをよく知っていたので、あるとき「今度新設される自治医大で人材を集めているんですが、弟さんに教授として来てもらえたらありがたいんですけどどうでしょう」と言うと、お姉さんは「あの子、行きますよ。だけど、変わってますよ」と、言っていました。

箕輪　変わっているというと……。

高久　生化学の部屋に組合なんか作ったりして。理事長が困っていたけど、彼はそんなこと全然気にしない人です。香川さんは勉強家ですよ。
箕輪　上海で２０１９年に開催された国際学会の招待講演で基調講演をされたようです。
高久　今でも精力的に講演しているんですね。彼は、自治医大は全国から学生が来ていることに着目して、学生実習のときに学生の脳中のナトリウムを測定したんですよ。そうしたら、東日本出身の学生は西日本出身の学生より高値を示すことが分かった。朝食についても調べてみると、東日本出身の学生は甘い朝食をとり、西日本出身の学生は辛い（しょっぱい）食事をとっているというわけで、論文にまとめました。
箕輪　一番有名なのは、「朝ごはんを食べない人は成績が悪い」と結論した論文ですよね。
高久　その論文は知らないですけど、それはよく言われていますね。前日の夕食から昼食まででって結構長いので、その間に何か食べないと血糖値が下がって脳の働きが少し落ちます。だから、朝食をとらないと成績が悪くなるという理屈です。
箕輪　香川先生によると、朝食をとらない学生は、朝食の時間になっても寮で寝ているから食べられない。起きられないから午前中の講義にも出られず、その結果、成績が悪いという理屈です。
高久　僕が例に挙げた論文では、朝食を抜くと脳のグルコースが減るために脳の働きが悪くなるという結論です。そのほうが科学的でしょう。
箕輪　深酒してアセトアルデヒドが大量に回ったせいで頭が働かなかったんですよ。まだ大学の施設が建設中の頃は、看護学校で授業が行われていました。化学の石倉先生は、１期生、２期生の学生が建設現場でアルバイトしているという話をよくされていたようです。

高久　吉新通康君（栃木の1期生。在学中にルート4というビッグバンドを結成して卒業直後に現在の公益社団法人地域医療振興協会の前身となる同窓会、地域医学研究会を組織したリーダー。中尾、高久両学長とも人間的に最も近いところにいた）なんかもアルバイトに行っていたんですか。

箕輪　彼は授業に出なかったとは言わなかったですけど、建設現場のアルバイトに行っていたことを強調していました。だから、あまり勉強しなかったと。

高久　みんな、自治医大の創設に貢献したんだってね。

箕輪　文字通り創設ですね。

高久　確かに吉新君は授業にはあまり出てこなかったですね。

箕輪「あんな殺風景なところで、なんで看護学校の教室で勉強しなくてはいけないんだ」などと言っていました。

高久　病院ができるまでは看護学校の建物しかなかったからね。大学の近くにも、店らしい店はなかった。

箕輪　駅さえなかったんですから。

高久　自治医大の建設地はもともと埼玉県所沢市が候補地に挙がっていました。中尾先生は所沢を希望していたようです。

箕輪　結局、所沢に建ったのは防衛医大でした。なぜ自治医大ではなかったのですか。

高久　僕の妻の父が当時の副総理と親しかったことから、そのコネクションを使って、僕は副総理に会って自治医大を所沢にしてくれるように頼んだんです。しかし、防衛庁のほうが自治庁よりも先に手を打った。「もう決まっているから」と、あっさり言われました。

箕輪　どうにもならなかったんですね。

髙久　中尾先生に「じゃあ、栃木を見に行ってくれ」と言われて、僕は妻をつれてスバル360で自治医大ができる下野市薬師寺に行きました。当時はまだ東北自動車道がないので、国道4号線をひたすら走りました。現地に着くと、小さな小間物屋が一軒あるだけで、ほかには何もないところでした。

箕輪　近くに宇都宮大学の農業試験場があって、そこには馬などがいました。未開の地でした。自治医大と防衛医大は同じ時期にできたのですか。

髙久　自治医大のほうが少し後だったのではなかったかな。だから、防衛庁のほうが建設地を先に選べたということです。中尾先生は群馬大学に行かれた時に「優秀な教授はみんな東京に行ってしまう」と嘆いておられました。だから、自治医大でも同じことが起きるのではないかと思っていたんです。中尾先生も群大の教授から東大の教授になりました。自治医大の教授も、僕自身もそうでしたが、やはり東京に戻る人が多い。

苦労したリクルート

箕輪　自治医大が設立され、髙久先生をはじめ、森岡先生（初代外科学教授、教室員からの人望が厚く学生の面倒見もよく多くの学生が慕った）にしても、鴨下先生（初代小児科学教授、小児神経の権威で著明なテキストを編纂されていた、日本百名山を2回も踏破された敬虔なクリスチャン）

にしても、若くて優秀な先生たちがどうしてあんな不便なところに来てくださったのですか。

高久　自治医大は新設の医科大学のなかではできたのが遅かったでしょう。名の知れた医師の行き先は、すでに決まっていました。それなら、若い優秀な人を教授にすればいいのではないかということで、40代初めの人に教授のポストを用意しました。僕も41歳でした。ほかの大学だと助手くらいの年齢で教授にしました。狩野さん（初代アレルギー膠原病学教授、難しい領域なのに温厚な人柄と冷静な論理展開で学生にファンがいた）と木村健さん（初代消化器内科教授、豪快な言動と素敵な笑顔が魅力でやはり多くの医学生がお世話になった）は30代だったから、助教授として来てもらいました。僕は、彼らが40代になるまでの数年間、血液と消化器内科と膠原病科の教授を併任しました。

箕輪　若くて優秀な先生たちがあんな不便なところに我慢して来てくださったのですね。

高久　ほかの大学なら、せいぜい助手になるかならないかくらいの年齢で、「教授」という肩書が付けば来るということです。かつてはポジションが少なく、ポストが空くのも時間がかかりました。

箕輪　新設の医学部・医大ができたころは、いろいろな大学から優秀な人材がどんどん引き抜かれたのですか。

高久　ある程度有名な人はすぐ引き抜かれました。僕は同級生の三島に第一外科にだれか優秀な人がいないかと聞いたら、森岡さんを推薦してくれました。森岡さんなどは北里大かどこかに決まっていたところを、頼んで来てもらいました。

箕輪　鴨下先生はすごく優秀でした。

高久　鴨下さんは小児科だから、僕は縁がなかったけど、東大では評判が良かった。彼も助教授になっているかいないかくらいだったのではないでしょうか。

箕輪　それにしても、当時の栃木は今とは全然違ってとても不便でした。駅は小金井と石橋しかなかったですから。途中、バスを使うしかないのですが、バス路線も国道4号線を運行しているだけで、自治医大病院への便もありませんでした。

高久　当時は新幹線も、自治医大駅もなかったので、東京に行くときは宇都宮線の小金井に車を置いて、電車で東京に行っていました。東京から戻ってくると、小金井から車で自治医大に行き、大学と宇都宮の自宅も車で往復していました。

箕輪　何回も言いますが、あんな不便なところによく来てくださいましたね。「教授」の肩書は魅力ですが、医局の若い人たちは東京から離れた不便なところには来たがらなかったのではありませんか。

高久　そうでもなかったですよ。

箕輪　やはり教授になった人の仁徳でしょうね。

高久　東大第三内科血液内科のスタッフの多くが自治医大に来たものだから、第三内科はがらがらになったわけです。残ったのは僕より上の人だけでした。

箕輪　三浦先生（恭定、髙久教授の次期血液内科教授、医師で有名な家系のお一人でいつも穏やかで声を荒げたような場面が想像できなかった）も髙久先生が連れてきた一人ですね。

高久　三浦さんのほかに、溝口さん（輪血部教授となられ早くに東京女子医大血液内科教授に栄転された、テニスもお上手だった、奥様が聖マリアンナ皮膚科教授で筆者は在籍中に大変お世話になった）や、あと何人かいます。

箕輪　さぞかし恨まれたでしょうね。

髙久　僕の後任だった、小坂先生から恨まれました。中尾先生が定年になる2年くらい前だったか、当時、「中尾先生は定年になったらどこに行くんだろう」と、医局員たちが興味を持って見守っていました。僕は先輩から「お前、直接聞いて来てくれないか」と言われたんです。僕は中尾先生のところに行って「先生はあと2年で定年ですけど、その後行くところは決まっているんですか」と聞いたんです。そうしたら、先生は「まだ決まってないよ。心配してくれてどうもありがとう」と言われました。

箕輪　その時は自治医大の話はあったのですか。

髙久　まだなかった。自治医大ができたのは1972年で、その前年の2月11日に僕は中尾先生の自宅に呼ばれたんですよ。その時に聞いた話では、はじめ自治医大の学長候補として沖中先生に声がかかったとのことでした。しかし、沖中先生は虎の門病院の院長だったこともあって断ったそうです。それで沖中先生は中尾先生を推薦したということです。中尾先生も悩まれました。先輩たちは「医局に置き去りにされるのは困る」と嘆いていました。

箕輪　親分だけが出ていって、残された子分たちはどうなるのだと。

髙久　でも、親分が自治医大のトップになれば、子分も教授になれるし、その下も行き先ができるわけですから、僕は「先生、ぜひ自治医大の学長になってください」と言いました。

箕輪　中尾先生は迷っておられたのですか。
高久　学長になることより栃木に行くことを迷っていました。
箕輪　ついでにお聞きしたいのは、病院長になられた産婦人科の松本先生（初代産婦人科教授、産科学の権威で多くの優秀な弟子を育てられた）は髙久先生より年上でしたか。
高久　中尾先生が群大から引っ張ってきた御巫さん（初代整形外科教授、お名前の通り伊勢神宮にゆかりのある先生で長身で見下ろされるような迫力で大きな声で簡潔な講義をされた）と、柳沢さんと、松本先生は3人とも僕より年上です。それ以外の教授は僕の関係で引っ張ってきました。その頃、僕は東大の医局長で、個室と秘書を持っていました。だから、誰はばかることなく全国に電話をかけて人材集めをしていました。
箕輪　隠然たる力を持っておられたのですね。
高久　臨床病理などは自治医大で初めてできた講座で、日本大学から日本の臨床病理の草分けでもある、河合忠先生（初代臨床病理教授、ほとんどネイティブな英語発音でCPCをされたため多くの医学生にはトンチンカンであった）を引っ張ってきました。日本では臨床病理をやっているのは河合先生しかいなかったので、迷うことなく一本釣りでした。
箕輪　癖のある英語が印象的でした。
高久　大沢さん（初代放射線学教授、ほとんど坊主頭で背筋がピンとした紳士でFelsonの胸部X線診断を紹介されてその分かり易さに感動した）も同じです。
箕輪　放射線の大沢先生ですね。

高久　河合さんに放射線で優秀な人がいないか聞いたところ、「日本では診断学をやっている人はいない」とのことでした。河合さんは北海道大学の出身で、同じ北大出身で、米国で放射線診断学をやっている大沢さんを紹介してもらったんです。それまでは放射線学教室がありましたが、放射線診断学と放射線治療学を分けたのは自治医大が最初でした。

箕輪　私たちは診断学と治療学があるのは当たり前だと思っていましたが、そういう経緯があったのですね。

高久　それまで放射線は、骨なら整形外科で、胸は胸部外科でというように、臓器別に分かれていて、患者さんは不便を強いられていました。独立した放射線診断学によってすべての診療科の疾患を診ることができるようになりました。

箕輪　大沢先生にはどのようにアプローチしたのですか。

高久　大沢さんは当時米国で仕事をしていたので、僕は米国の学会に参加するついでに彼を訪ねていきました。

箕輪　それで、大沢先生は引き受けてくれたのですか。

高久　すぐに承諾してくれました。その時のことで、おもしろいエピソードをひとつ。空港からタクシーに乗ったのですが、ちゃんと走るのか心配になるくらいオンボロで、それなのにビュンビュンとばすんです。僕が「いったい何マイルで走っているのか」と聞いたら、「スピードメーターが壊れているから分からない」と平気な顔して言うんですよ。そうしたら運悪く、スピード違反で警察に捕まっちゃった。運転手は「罰金を払ったら、きょう1日分の給料が飛んでしまう」と嘆くもんですから、僕も人がいいからチップを多めに渡したんです。帰国する日に病院から空港まで乗ったタクシーの料金は往きの時の半分だった。往きのタクシーには遠回りされたかもしれません。

箕輪　大沢先生の最初の講義で先生からFelsonを読むように言われました。当時はまだ訳本がなかったので、原文で読みました。シルエットサインとか、初めて聞く言葉ばかりで、診断学とはどのようなものなのか分かりませんでした。大沢先生の講義は英語漬けでした。

高久　大沢さんは米国が長かったから、それが当たり前だったのでしょう。

箕輪　そういう意味ではとても勉強になりました。先生方はみんな熱心でした。吉良先生（初代呼吸器内科教授、呼吸生理学の魅力的な内容と、若いシニアレジデントたちと医学生の兄貴分として仲良しであった。その後多くの卒業生に呼吸器専門家を誘導した）の講義は肺機能で、教科書になるような本はどこからも出てなかった。吉良先生の講義を記録したノートと、医薬品メーカーが吉良先生に持ってきた実地医家向けの販促資材が私たちの教科書でした。$\dot{V}O_2$、フローボリュームカーブなどの話をよく聞かされました。私たちはみんなびっくりしながら講義を受けたことを思い出します。吉良先生は、ああいう教え方を実践した最初の方ではなかったかと思います。

高久　優秀な人はほかに、第三内科の細田さん（瑳一、初代循環器教授、卒後臨床研修始め、1、2、3期卒業生の困難時代に卒後指導委員長としてリーダーシップを発揮されて自治医大の総合医戦略をすすめた）、第一内科（止血・血栓）の青木さん（初代止血血栓教授、とくにＤＩＣ病態にかんする国内の権威だがいつも目立たないように振る舞い刑事コンロンボに似た風情）など多かったですね。

高久　内科を縦割りにしたのは自治医大が最初か二番目でした。

箕輪　第二内科ではなく、臓器内科。人を集めるために、教授のポストをつくったということですが、内科にはいくつできましたか。

高久　循環器、消化器、呼吸器、内分泌代謝、アレルギー・膠原病、神経、腎臓、血液。縦割りにすると、教授のポストが8人分できました。大学の内科学教室は、一般的には第一、第二と、第三まである大学もありますが、教授も多くて3人です。外科も消化器、心臓、脳神経、乳腺の4人分の教授のポストができました。

箕輪　佐藤文明先生（初代脳外科学教授、控えめにみえる言動で病棟でも看護婦長さんと常に一緒に回診していたのは印象的だった）は誰が呼んだのですか。

高久　彼は僕の同級ですから、僕が呼びました。

箕輪　ところで、以前から先生にぜひお聞きしたいと思っていることがあります。私たちは3年生で講義を終わって、4年生から臨床実習になったのですが、どういう理由であのようなカリキュラムになったのですか。当時、どこの大学も学生は5年生まで遊んでいました。そんなよその学生を横目に見ながら、私たち自治医大の学生は、〝横暴な〟カリキュラムを恨めしく思っていました。

高久　それは親心というか、卒業して初期研修が終わったら、みんなへき地に行かなければならないでしょう。となると、臨床に強くないと役に立たない。だから、自治医大では早めに臨床実習ができるようにしたわけです。それから、当時はまだ珍しかった屋根瓦方式を導入した頃で、上級生に下級生を教えるように言うと、「私たちは教えられるためにここに来たのであって、教えるために来たのではありません」などと言う学生もいましたが、僕は相手にしませんでした。今は、屋根瓦方式で上級生が下級生を教えるのは常識になっていますが、当時はそんな発想はありませんでした。

箕輪　それにしても、当時、日本ではどこもやってなかったカリキュラムをなぜカリキュラム委員会が採用したのか不思議です。先生は教務委員長だったではありませんか。

高久　僕は教務委員長とカリキュラム委員長を兼任していました。1期生が病院で実習するようになってから教務委員長を務めました。その前に、富士研ワークショップに1週間泊まり込みで参加しました。屋根瓦方式のシステムなどいろいろなことを学んだのは富士研ワークショップでした。

箕輪　でも、富士研に参加したほかの大学がそんなことを始めたという話は聞いていません。

高久　自治医大は新設校だからできた。

箕輪　自治医大ができた頃、ほかにもたくさんの医学部、医科大学が新設されましたが、どこもしてなかったですよ。

高久　僕は富士研の2期生だったから、早い時期に新しいことにチャレンジできた。カリキュラムはたぶん僕が考えたんだと思います。

箕輪　異議を唱えたりする人はいなかったのですか。「先生、これは無理ですよ」と。

高久　一人もいなかった。教授陣は僕が引っ張ってきた人たちばかりだから、文句を言えなかったのかもしれませんね。

箕輪　確信をもってやられたんですね。

高久　確信犯です。

箕輪　いま国は2025年までに臨床実習を2000時間にすると指針を出していますが、2000時間を超えているのは自治医大と筑波大くらいです。2000時間というと、どんなに頑張っても2、3年かかる計算で、カリキュラムに落とし込めません。そんなことをしようと思ったら、6年のうちの最初の3年ちょっとで講義を終わらないといけなくなります。

高久　だから、基礎と臨床の統合講義をしました。あれも自治医大や川崎医大が最初に取り組んだものです。これには基礎の先生がちょっと抵抗したので、総論は基礎でやって、各論は臨床と一緒にしました。それによって講義時間は短くなりました。僕は、医学教育振興財団の理事長をしていたから、外国の新しい情報が入ってきた。

箕輪　モデルはあったのですか。

高久　なかったですね。

箕輪　当時、カナダのマクマスターなどは有名でしたが、意識されなかったのですか。

高久　全然意識しなかった。川崎医大がちょっと新しいことをやっていて、少し参考にしたぐらいです。いろいろなことがやりやすかったのは、自治医大の理事長、常務理事、事務局長などは自治省からの出向だったからです。重要なポストは全部自治省の役人だったから、僕がしていることがよくわからなかったのかもしれませんね。自治医大の医学教育については言うとおりにしてくれました。文部省の役人なら、内科の教授を7、8人も作る話に反対するでしょう。

箕輪　当時、学長は教育に携わり、理事長は経営に携わると私たちは聞いていましたが、実際そうだったのですか。

高久　そうです。われわれは経営のことなんか分からないですから。

箕輪　好きなことをやりたい放題という感じですね。

高久　僕は若かったから、いろいろなアイデアが出てきました。みんな僕が引っ張ってきた人ばかりだし、中尾先生もバックアップしてくれました。

箕輪　中尾先生はカリキュラムについて何か言われたのですか。

高久　何も言われなかった。中尾先生とはいつも意見が一致していました。でも、東大時代に1回だけ中尾先生と意見が合わなかったことがありました。

箕輪　どんなことだったのですか。

高久　中尾先生が教授で、僕がまだぺいぺいのころのことです。中尾先生は貧血が専門で、研究室の会議で、僕は「東大がまだ手をつけていない、がんや白血病の研究を始めてはどうか」と提案しましたが中尾先生は「白血病の研究をしようといっても論文は出ないよ」と。僕は、「われわれは臨床の教室で研究をやっているのですから、患者さんが死ぬ病気を研究したい」と言ったら、先生は何もおっしゃらなかった。それで白血病の研究が始まって、研究室の何人かは白血病の論文も書きました。中尾先生と意見が合わなかったのはそれだけです。

箕輪　自治医大が1972年に設立されて50年が過ぎました。編み出されたカリキュラムとそれで育った学生たちを見れば、結果的に間違っていなかった。医師国家試験の合格率もトップですし、いい形で進んできました。先生のつくったカリキュラムがスタートしたとき、これは将来ものになるなというような手応えや感触はあったのでしょうか。

高久　初期研修が終わったら、第一線に出なければならない。ということは、総合診療医にならなければどうしようもない。僕は卒後指導委員長でもあったので、各県の担当者に、自治医大の卒業生の初期研修は大学病院ではなく、県立病院などでさまざまな診療科を回る、多科ローテート研修をするように依頼しました。それがよかったのではないかと思います。

箕輪　6年生のカリキュラムと2年間の初期研修がシームレスにつながっているのは、2004年に臨床研修が必修化されたストーリーとまったく同じですね。大局を見通した先生のもくろみ通りに事が運んでいます。それ見たことかと思いましたか。

高久　思った。自治医大の卒業生は自治医大では研修せず、栃木県以外の県でするというシステム。研修先でほかの大学出身の研修医といっしょになりますが、彼らは1年くらいしか臨床実習をしていないから、自治医大出身の研修医と大きな差がある。自治医大の6年生のほうが彼らより経験を積んでいますから。

箕輪　先生が考えたカリキュラムと2年間のローテート臨床研修——それはへき地で役に立つ、使える医者をつくるためには絶対必要だった。それを50年前に確信を持って始めていたんですね。

高久　国が今そのように動いているのですから、結果としてよかった。

箕輪　当事者だった私たちにとっては不安だし、どきどきでした。だってどこに行っても私たちの先輩はいなかったのですから。

高久　初期研修を自治医大でしなかったから、苦労はしたと思います。

箕輪　医局がなかったですから。

高久　だけど、そのほうが結果的にはよかった。

箕輪　かなりの荒療治でしたね。あのカリキュラムが本になりましたね。『ＮＩＭレクチャーシリーズ』（医学書院）は、ほとんど私たちの教科書になっていました。

高久　あれは僕が医学書院に提案したもので、自治医大のカリキュラムに合わせてつくったんです。1時間分の講義ができるような形に編集されていて使いやすかったですね。自治医大の教育のための教科書といってもいいでしょう。

箕輪　確かに講義の内容と同じで、8つの領域が全部そろっていました。新臨床内科は最後の国試のレクチャーで使われました。日光研修所でも使われました。

高久　日光研修所の日光組も私が教務委員長の時につくりました。国家試験に落ちそうな学生を日光にある自治医大の研修所で1週間特訓しました。参加してくるのは、授業には出てこないけど、クラブ活動に熱心な、アクティブな学生が多かったですね。学業以外の活動が忙しくて、ただ怠けていたのではなく、スタートが遅れた学生がほとんど。そういう連中を缶詰にして講義しました。なかには、合宿で初めて勉強のやり方が分かったという学生もいました。だから、この連中なら大丈夫だと思いました。

箕輪　体力と根性がある。中尾先生から、「とにかくこれから半年は勉強だけしろ」と発破をかけられました。私も日光組の1人で、ただ素直に先生の言葉を聞いて合宿で頑張りました。

高久　僕の眼に狂いはなかった。日光組は、僕が東大に教授として帰った後、中止してしまったようですが、学長として戻った時に復活しました。僕が学長の間はずっと行われたので毎回必ず付き合いました。でも、日光組で僕が教えることはなにもなかった。外科のテニスが好きな人と研修所の近くの日光プリンスホテルのテニスコートでテニスをしていました。

箕輪　今はもうありません。日光組を知っている人も少なくなりました。

箕輪　当時、医師国家試験の勉強は『新臨床内科』を使っていました。『NIMレクチャーシリーズ』と『新臨床内科』はわれわれが受けた教育に一番はまっていました。そういう意味で、テキストブックなどのメディアを変えたのも先生ですね。

高久　僕は医学書院にはずいぶん貢献したんですよ。だから、まだ手帳が送られてきます。

箕輪　先生は自治医大の教授としていろいろな仕事をこなしながらエリスロポエチンの研究も続けておられたのですか。

高久　エリスロポエチンのほかに、白血病の研究などにも携わっていました。

箕輪　先生は本当に忙しかったですね。会議などで頻繁に東京を往復しておられましたね。教授回診のときも、先生はすごいスピードで移動するんですよ。受け持ちのレジデントたちがプレゼンテーションするんですが、先生はどんどん先に行くから、その後からついていく私たち学生は何の話をしているのかさっぱりわからなかった。

高久　確かに忙しかったですね。僕は血液内科のほかに消化器とアレルギー膠原病の教授も併任していましたから。血液内科ではもちろん外来も回診もしました。アレルギー膠原病の外来にも出ていました。消化器のほうは外来には出なかったけど、回診はしました。

箕輪　研究に割く時間もなかったでしょうが、頭の中にはいつも何らかのイメージやアイデアがあったのですか。

高久　本はいつも読んでいましたね。

箕輪　だから、私たちが何か質問すると、先生はすぐに答えてくださいました。アドバイスを求めても、必ず何らかのヒントをいただきました。今考えると、すごいことですね。だから人も集まってきたのでしょう。そういう教授はあまりいないですよ。

東大第三内科教授時代

箕輪　自治医大の教授を10年間務められた後、古巣の東大第三内科に戻られました。

高久　東大から第三内科教授の候補3人の1人に選ばれたという連絡があったんです。その6年後に医学部長になったときもそうでしたが、選考委員会が各科の教授の中から医学部長の候補を3人選んで、教授会の投票で1位の人が医学部長になるという仕組みです。助手も選挙で決めていました。すべての役職がこのやり方で決まります。

箕輪　助手もそうなのですか。助手は、東大の教官としてのポジションですね。

高久　そうです。まず医局員で助手の候補を3人選んで、教授、助教授、講師がその中から1人を決めるというやり方です。その頃は前教授の小坂先生の専門が糖尿病だった関係で、内分泌系の助手が多かったのです。

箕輪　そんな方法で役職が付けられていたとは驚きました。

高久　僕は教授候補になったことを、中尾先生ら20人の先輩に相談したら、「教授選に出ろ」と勧めてくれたのが10人、「自治医大に留まれ」と言ってくれたのが10人できれいに分かれました。それで、占術師に相談したわけです。人に何かを相談したのはその時が初めてでした。

箕輪　結局、投票で先生が1位になった。

高久　僕はそういう東大の古いシステムに疑問を持っていたので、「選挙で助手を決めるのは止めよう」と提案したら、反対する人がいました。「それなら教授を降りる」と言うと、折衷案が出されました。結局、何年かして助手を選挙で決めるシステムは廃止されました。

箕輪　東大第三内科に戻って、沖中先生や中尾先生の教室を継承する先生としては、血液学で新たな仕事をしようというお考えはあったのですか。

高久　特に血液学にこだわっていたわけではなかったのですが、千葉さんをはじめ優秀な人が外部から入ってくるようになったので、わくわくしました。

箕輪　千葉先生も血液内科ですね。

高久　東大の内科は第一内科が消化器、第二内科が循環器、第三内科が血液でしたが、その頃の東大ではがんや免疫の分野が手薄でした。鉄代謝、ヘモグロビンの研究に関心が高かった中尾先生に、「白血病とか血液腫瘍の研究も始めたほうがいいのではないですか」と進言したら、中尾先生は「いま腫瘍をやっても論文は出ないよ」とおっしゃったのです。それで僕は「先生、申し訳ないですけど、われわれは基礎ではなく臨床の教室にいるのですから、患者さんが死ぬ病気を研究の対象にすべきだと思います」と言うと、中尾先生はそれ以上なにも言われなかった。それで、白血病などの研究をするようになりました。

箕輪　その頃の日本の大学における研究分野の勢力図はどのようになっていたのですか。

髙久　臨床研究は西高東低で、名古屋大学は白血病が強く、大阪大学は免疫系が強かった。僕は、米国ですでに始まっていた分子生物学に着目していたので、分子生物学的な手法を取り入れた臨床研究を始めれば、西の牙城を揺るがすことができるかもしれないと考えました。そこで、分子生物学の基礎研究をしていた平井久丸君に助手になってもらったのです。

箕輪　新しい領域がいよいよ開けてくるわけですね。

髙久　そこでまず、神経内科が使っていた部屋が検査データなど印刷物の置き場所になっていたので、ここをきれいにして研究室にしようということになりました。

箕輪　人集めはどうされたのですか。

髙久　平井君をリーダーにしたら、そこに優秀な人材が集まるようになりました。

箕輪　一気に活気が出てきた。

髙久　成果が出るのも早かった。平井君が、白血病の遺伝子異常について論文にまとめたら、がん学会からお呼びがかかって、前癌状態をテーマにしたシンポジウムのシンポジストに抜擢されました。この論文は、僕が彼に骨髄異形成症候群（ＭＤＳ）で同じ遺伝子に異常があるか調べるようにアドバイスして始めた研究の成果だったのです。こうして、第三内科が分子生物学を取り入れたことから、各臓器別の研究で分子生物学的なアプローチをするようになり、東大が日本の分子生物学研究をリードしていくことになったのです。

箕輪　新しくできた研究室には、ほかにはどのような方がおられましたか。

髙久　「骨髄異形成症候群（ＭＤＳ）の分子遺伝学的基盤の解明と分子診断への応用」で２０１９年度のベルツ賞を受賞した小川誠司君、「骨髄増殖性腫瘍の診断と治療の進歩」で同じくベルツ賞を受賞した小松則夫君がいました。現在、小川君は京都大学大学院腫瘍生物講座の教授で、小松君は順天堂大学大学院血液内科学の主任教授です。

箕輪　すごい教室になったのですね。

髙久　私の後を継いで第三内科の教授になった矢﨑義雄さんは組織を縦割りにして、平井君は血液・腫瘍内科の初代教授になりました。しかし、平井君は教授になってまもなく心筋梗塞で亡くなりました。

エリスロポエチン研究

箕輪　先生が東大に戻られてから、エリスロポエチンやG-ＣＳＦなどの研究が本格的に始まったのですか。

髙久　エリスロポエチンの研究は、自治医大にいたときから三浦さんらと始めていました。シカゴで1年間、エリスロポエチンを中心に研究をした僕は、日本に帰ったら基礎研究をしようと思っていました。同級生から、「生化学に来ないか」と誘われていたこともあって、そのつもりでした。ところが、帰りの飛行機で第二内科の留学生から中尾先生が群大から東大の教授になって戻ったと聞いて、臨床に戻ろうと考え直しました。

箕輪　私の学生の頃は、『血液疾患の生化学』が教科書でした。

高久　その頃の生化学だから大したことは書いてないと思います。臨床は主流ではなかった。白血病などは病理で診断されるから、血液学会も病理の人が会長になっていました。

箕輪　血液学に生化学を導入したのも先生ですか。

高久　僕ではなく、中尾先生です。

箕輪　私たちが学生のころ、先生は精力的に血液生化学の研究をしておられたので、私たちのような普通の医者の感覚からすると、エリスロポエチンといえば高久先生でした。東大に行かれてから先生によってエリスロポエチン製剤ができたんだと思っていました。

高久　エリスロポエチンが製品化されたのは、僕が東大に戻ってからですが、米国のベンチャー企業のアムジェンが最初に作りました。日本でもそれを使って治験が始まりました。

箕輪　臨床で使えるようになったのはもう少し後ですね。

高久　僕が東大の教授になってまもなく製品化され、臨床試験をしました。

箕輪　臨床試験は大変でしたか。

高久　医薬品医療機器総合機構（ＰＭＤＡ）ができる20年も前の頃のことで、エリスロポエチン製剤の臨床応用を厚労省に申請したら、「まず健常者を対象とした治験を行うように」と言われたのです。僕は「健康な人にエリスロポエチンを投与するようなバカなことはできない」と抗議しました。そんな押し問答をしている間に、やがて米国で腎性貧血とエリスロポエチン製剤についての論文が発表されたのです。同じテーマで研究論文をまとめるつもりで準備していたのですが、先を越されてしまいました。

箕輪　G-CSFも早くから開発されたのですか。

髙久　G-CSFもキリンアムジェンが開発しました。

箕輪　〝バブル期〟の頃ですね。

髙久　このときも大変でした。キリンアムジェンがG-CSFを製品開発したんですが、最初、開発に反対する声があがったのです。それで、アムジェンから使者が僕の家に訪ねてきて私に説得するように懇願するんです。

箕輪　国内治験の根回しを頼まれたわけですね。

髙久　僕は説得するようなことはせず、僕の名前を使ってくれていいと言いました。そういう経緯で、僕が治験の責任者になった。自治医大にいたときからずっと研究を続けてきて、やっと治験までたどり着きました。大規模な臨床試験をして、論文にまとめました。

箕輪　治験の規模が大きいから、けっこう入ってくるお金も大きかったのではないですか。

髙久　研究室には入ったかもしれないけど、個人には全然入らなかった。

箕輪　研究室に入れば、若い人たちはどんどん研究ができて元気になるのではありませんか。

髙久　当時は今のように厳しい規制もなかったので、パーティーなんかも盛大だったし、二次会もして、みんなで楽しく飲みました。

箕輪　当時はそうでしたね。そういうことは少しも悪いことではありません。

髙久　今は製薬企業もお金を出せなくなりました。研究会も情報交換会と言っています。

箕輪　その頃は、製薬企業と大学は蜜月関係でやっていたのですね。

高久　治験に必要な研究費用のことも、発表会や懇親会などについてもほとんど製薬企業に任せていました。

箕輪　先生の周りには優秀な人が大勢いたのですね。東大時代に先生のところから何人くらい教授になったのですか。

高久　現在まで30～40人はいますね。先ほど話に出てきた千葉さんも、ベルツ賞の小川君や小松君も、国立がん研究センター研究所長の間野さんも、東大の副学長の宮園さんも、みんな教授になりました。

箕輪　そんなにたくさん弟子を育てられた人はいないですよ。

高久　分子生物学を取り入れたのがよかったんですよ。僕は、若い人たちにあまり注文をつけないで好きなようにやらせた。

箕輪　みなさん、海外留学後、帰国し、自治医大に戻ったり、東大に行ったりしたのですか。

高久　その頃は東大の第三内科の教授から自治医大の教授になった人は多かったですね。呼吸器の杉山さんとか、循環器の細田さんもそうです。自治医大の内科を8つに分けたときの教授は、全員、僕が東大第三内科から引っ張ってきた人たちです。

箕輪　私も先生の推薦状で教授になった口ですから。そのあと、なんの業績もないですけど。

高久　僕の推薦状でほかの大学の教授になった人はけっこういますね。特に血液関係の人は多かった。みんなもう退官しています。

箕輪　先生は東大に戻られて、医学の最先端の仕事に就かれたのですから、第三内科でノーベル賞に手が届くような人がおられたのでは。
高久　ノーベル賞なんか考えたこともありません。
箕輪　先生なら東大に戻られて、ノーベル賞を取れるような研究をされるのかなと思ったのですが。一度も考えなかったとは意外です。では、サイエンスとしての仕事としてご自分のゴールをどのように描いておられたのですか。
高久　ゴールなんか考えたことはないですよ。

東大から国際医療研究センターへ

箕輪　東大を退官されて、すぐ自治医大に戻らなかったのは、何か理由があったのですか。
高久　中尾先生から、「東大を辞めたら自治医大に来てくれ」と頼まれた時の話ですが、僕に国立病院医療センター（現 在国際医療研究センター）の病院長の話があったんです。
箕輪　総長でなくて、病院長ですか。
高久　病院長です。都道府県の衛生部長はほとんど厚生省から出向していることが分かっていたので、ちょっと厚労省に顔をつないでおくのが、自治医大の学長になった時になにかとメリットがあるのではないかと考えたわけです。前病院長からも、「厚労省に顔を売っておいたほうが自治医大の学長になったときに融通が利く」とアドバイスをもらっていたのです。それで中尾先生のお誘いをお断りして、国立病院医療センターの病院長になりました。病院長を3年くらい務めた頃、国立病院医療センターはナショナルセンターになりました。

箕輪　国立病院機構ではなくて国立高度専門医療研究センターですね。そして、国立国際医療研究センターの総長に就任されました。

高久　国立国際医療研究センターに2年務めたあとで、自治医大の学長になりました。

箕輪　なるほど、厚労省や全国衛生部長会に対していくらか発言権を持てるようにするための戦略だったと。

高久　中尾先生には「ちょっとだけ待ってください」と言って、結局6年待ってもらうことになってしまいました。

箕輪　ちょうど先生が総長になられた頃、私は救急の標準化の仕事の関係で国立国際医療研究センターの会議室によく通っていましたが、その頃は先生とは接点がありませんでした。

高久　総長といっても仕事はあまりなかったですね。国立病院医療センターの院長のときは看護学校長も兼ねていたので講義もしました。ある時、卓球大会が開かれたことがあって、僕は出場して、44期生たちと戦ったんです。

箕輪　学校長が選手として出場したのでは、対戦相手も手心を加えたのではありませんか。

高久　そんなこともなかった。会場から、「史麿がんばれ」と黄色い声が飛んできて、それで決勝戦で負けちゃった。

箕輪　学生たちにとっては忘れられない思い出になったでしょうね。

高久　44期生がたまに東京で集まる時があって、僕も呼ばれます。決勝戦で僕を負かしたあの時の学生は関西のほうから来て元気な顔を見せてくれます。

国立病院医療センターがナショナルセンターに

箕輪　国立国際医療研究センターの総長になってよかったことはありますか。

髙久　僕個人にとっていいことはあまりなかったですが、国立病院医療センターがナショナルセンターになったことはよかったですね。当時、ナショナルセンターは国立がん研究センター、国立循環器病研究センター、国立精神・神経医療研究センターがあって、4番目に国立成育医療研究センターが先にナショナルセンターになるはずだったらしいのですが、どういうわけか国立国際医療研究センターが先に設置されました。

箕輪　先生の力ですね。

髙久　びっくりしたのは、国立国際医療研究センターになったら、名誉院長室が3つもあるんですよ。僕の前の院長が辞める時に4つ目を作ったので、いろいろなところにしわ寄せがあった。問題は医長室が少なくなってしまったことです。それで、僕は名誉院長一人ひとりに「名誉院長室を1つにしてほしい」と頼みました。名誉院長室が1部屋だけになったら、名誉院長はだれも来なくなったので、名誉院長室をつぶして医長室をつくりました。

箕輪　国立国際医療センターでの先生の最大の功績と言ってもいいですね。

髙久　名誉院長たちに立ち退きを迫るのは気が引けましたが、ちょっとひどいと思ったので黙っていられなかった。外来の診察室が足りないのも名誉院長が絡んでいた。名誉院長が使っていた診察室があって、名誉院長が来なくなったので、空いたんです。たまたま副院長が大学の同級生で、彼が「お前、診察するのか」と聞いてきたので、「とんでもない、患者は診ないよ」と言うと、「では、外来の診察室に使うことにしよう」ということになった。

箕輪　診察室も増えたから、みんな喜びましたね。

髙久　もうひとつあります。米国から帰ってきた元研修医が僕のところに来て、「先生、ベスト研修医という制度を作りましょう」と提案してきたんです。ベスト研修医は、医師・患者関係やチーム医療の実践などを評価して最も優秀な研修医を選ぶ制度です。僕は、医長と師長が採点してベスト研修医を決めるように要望しました。

箕輪　今でいう「360度評価」ですね。

髙久　僕は、医長だけでなく、師長にも評価させることが重要だと思っていました。

箕輪　師長の評判が悪い研修医は病院に残れない。師長の眼は鋭いですからね。

髙久　確かにそうですね。師長のほうが現場をよく見ています。当時、師長が研修医を評価するような病院など聞いたことがなかった。だいたいベスト研修医制度などどこもやってなかったでしょう。

箕輪　米国から帰ってきた元研修医は、もしかして松枝啓さんですか。

髙久　そう、松枝君だ。

箕輪　松枝さんは国立国際医療センター国府台病院の元院長ですね。

髙久　「ベスト研修医」はまだやっているのかな。

箕輪　いまも多くの病院で初期臨床研修の修了式で表彰されたりしていますが、国立国際医療研究センターがその先駆けだったのですか。ということは、先生がつくられたのですか。

高久　僕がつくりました。
箕輪　ベスト研修医に選ばれると病院長賞はなにがもらえたのですか。
高久　プレートを贈呈しました。
箕輪　ベスト研修医の中でも特に優秀な研修医はいましたか。
高久　いま東大にいる女性医師は優秀でしたね。
箕輪　総長時代にこれは人変だったという思い出はありますか。
高久　ナショナルセンターになったら部長のポジションができたんです。
箕輪　医長の上の役職ができたんですね。
高久　そのころ、心臓血管外科の医長が評判が悪くて、循環器内科の医師が「手術がへたくそで、このままでは患者を回せない」と言ってきた。心臓血管外科部長のポストに誰を据えるかということになったわけです。当時、東大から埼玉医大に行った優秀な人で、現在、医療安全を担当している木村壮介さんが部長として来てくれたのです。それで心臓血管外科のレベルが上がりました。評判が悪かった医長は辞めました。
箕輪　循環器内科も喜んだわけですね。
高久　橋本龍太郎元首相が、心臓の病気で国際医療研究センターに入院した時に、木村さんが駆けつけてきて手術をしてくれて、橋本元首相が助かったことがありました。
箕輪　病院経営について困ったことはありませんでしたか。
高久　僕は病院経営にはあまり興味がなかった。事務長に任せていました。同級生の副院長もいたし、あのころは国立病院の赤字などはあまり問題にならなかったですね。
箕輪　そういう時代だったからナショナルセンターを増やせたわけですね。
高久　厚労省の言うとおりにして、事故さえ起こさなければよかった。
箕輪　総長ともなると、周りはいろいろ気を遣うでしょう。
高久　厚労省の役人が気を遣って、立派な総長室をつくると言うので、僕は「今の部屋で十分です」と言ったんです。

自治医大学長

箕輪　1996年に自治医大に学長として戻られました。久しぶりの自治医大はどのような印象でしたか。20年前と比べて学生は変わりましたか。
高久　学生の気質が変わったかどうかはわかりませんが、就任した日に驚いたことがありました。学生寮を覗いてみたら、ものすごく汚かった。
箕輪　寮の入口の大ラウンジをご覧になって驚かれたでしょう。
高久　ラウンジ自体がごみ溜めのようでした。
箕輪　もうゴミ箱。本当にひどかった。
高久　寮ができてから20年ほど経っていたけど、なんという汚さかとあきれました。聞けば、寮ができてから一度も掃除されてなかったと。それで、寮生を総動員して掃除をしたんです。
箕輪　そういえば、学生寮委員会という組織があって、先生は委員長でしたね。寮ができた当初は、建物がまだ新しかったから、学生たちもきれいに使っていました。ただ、洗濯物には閉口しました。1階の洗濯室には洗濯機と脱水機があって、洗濯機には洗濯物が洗いっぱなしのまま放置され山になっていました。捨てるにも捨てられず、本当に困ったものです。

高久　学生寮で生活しなければわからないことはいろいろあったでしょうね。

箕輪　電話の取り次ぎも大変でした。交換がなかったので、外からかかってきた電話を寮生がみんなで取り次ぐわけです。一応当番制になっていたのですが、だんだん1期生、2期生は下級生に押し付けるようになりました。女性からよく電話がかかってくる寮生もいました。でも、そういうやつはだいたい寮にいないから、呼んでも返事がないし、探しても見つからない。電話はいつも鳴りっぱなしで、当番のシステムはいつの間にか破綻しました。

高久　自治医大ができた当時は学生紛争が盛んな時代でした。東大の学生紛争は駒場寮から始まりましたからね。だから、自治省は大学の外に寮をつくると言っていた。それに対して、中尾先生だったか、僕だったか、「大学の敷地内につくれ」と、猛烈に反対したんです。

箕輪　寮が学内にあるとまずいことでもあったのでしょうか。

高久　なにもありません。だいたい、学内にあるほうが便利でしょう。大学の外にあるとコントロールができなくなります。

箕輪　学生寮はゲストハウスとして、教員の宿泊する場所にもなっていました。沼田先生（初代麻酔学教授、その後東大教授として栄転され昭和天皇の手術に際して術者の森岡恭彦東大教授とともに元自治医大教授たちがタッグを組んだ時には喝采した）や生物の佐藤先生（教養の教授として開学当初、学生寮の舎監のような存在であった）がよく利用していました。宿泊施設がまだなかった頃、夏の間、寮生は部屋を空けさせられました。

高久　その後、宿泊施設が図書館のところにできました。

箕輪　創立24年後自治医大に戻られて、教員の顔ぶれはどうでしたか。

高久　まだ初期の頃の人たちが、細田さんをはじめ何人か残っていました。

箕輪　体制がマンネリしているようなことはお感じになりませんでしたか。

高久　教員や組織の体制のことよりも強く感じたのは、自治医大の存在感です。設立当初、「自治医大なんか創ったって意味がない」とか、「お金を捨てるようなものだ」などとずいぶん厳しいことを言われていました。ところが、各地で開かれる卒業生の集まりなどに行くと、行政の態度が変わった。自治医大の卒業生の評価が非常に高かった。都道府県の卒業生の会も同様で、都道府県の担当者が必ず来ていました。彼らに卒業生のことを聞いてみると、やはり評価が高かったので感激しました。それから、学外実習といって、自治医大の学生が卒業生のいる病院で1週間くらい実習をします。僕はそのレポートを必ず読みました。いかに卒業生が住民に信頼されているかが伝わってきた。学外実習は素晴らしかったですね。

箕輪　今、都道府県の衛生部長などに自治医大の卒業生がなったりしていますね。

高久　当時はそういうケースはなかったです。

箕輪　例えば、最近でいえば大阪府の衛生部長会の会長は高山佳洋先生（2期　大阪）が務めていますし、宇田英典先生（1期　鹿児島）もそうでしたね。

高久　自治医大が新設されて50年経つから、そういう人も増えてきています。
箕輪　先生はほとんどの都道府県を行脚されたのではありませんか。
高久　九州地区など地域ブロックで勉強会が開かれていますが、もれなく顔を出しました。
箕輪　もちろん招待されるのでしょうが、先生ご自身も意識的に参加されたのですか。
高久　喜んで行きました。今でも時間があれば行きます。２０１９年11月に四国に行ったときは久しぶりに懐かしい人たちに会ってきました。
箕輪　学長が高名な方だから、すごい影響力ですね。それを意識して行動されたのですか。
高久　もちろんそうです。卒業生のためになると思ったから。
箕輪　行くとどうですか。
高久　知事や衛生部長、副知事などの都道府県の偉い人が出てくれるから、大切にしてもらえます。
箕輪　衛生部長や副知事が出てきているところで、先生が一言言えば向こうは「はい」としか言えないでしょうね。
高久　そうでしょうね。
箕輪　やはりすごい力になっていたんですね。それをわかって動いておられたわけですね。
高久　ほかにすることもないですしね。６年生が卒業するときに講義を1回するだけでした。
箕輪　普段は先生の講義はなかったのですか。
高久　学長になってから講義はしなかったです。
箕輪　中尾学長のときも講義はなかったですね。学長の講義は困りますよ、休めないですから。

高久　6年生の最後の講義で、医師国家試験の前後だったと思いますが、「あまり早い時期から頑張ると息が切れて失敗するので、最後に頑張ればいい」というようなことを、自身の経験談を交えて話したことを覚えています。

日本医学会会長

箕輪　先生は2004年に日本医学会の会長に就任されました。1999年には、4年に1回開催される日本医学会総会の会長を務められました。
高久　自治医大の学長の時ですね。
箕輪　私たちの間では医学会総会はお祭りという認識でしたが、先生はどのような経緯で会長を引き受けられたのですか。
高久　医学会総会の会長を務めることで何かいいことがあるかといえば、ないですね。
箕輪　矢﨑先生が準備委員長でした。
高久　北村聖さんが幹事長でした。
箕輪　医学会総会の会長としての仕事はあまりないのですか。
高久　あるとすれば、天皇陛下と皇后陛下が開会式に来られたときにお相手をしたことくらいです。開会式が有楽町の国際フォーラムで行われたのですが、お二人とも予定より少し早く来場されたのです。15分くらいお相手をすることになって、もっぱらテニスの話をしました。時間が来て、両陛下が部屋から出られると、大勢の人に迎えられました。そこで初めて天皇陛下が僕のほうを向いて

「総会のご成功をお祈りします」と言われたのです。それから2年後に、世界外科学会が開かれ、僕は日本医学会会長として呼ばれました。世界学会ということで、天皇陛下も来られました。天皇陛下が「まだテニスをやっておられますか」と聞かれたので、僕は「私の顔色を見ればお分かりになるでしょう」と言ったら、陛下は笑っておられました。

箕輪　日本医学会総会の会長を務めるのは旧帝大の人ばかりですが、何か理由があるのですか。

高久　まずイベントの規模からいって大都市でないとできません。必然的に東京（東大）、大阪（阪大）、京都（京大）、名古屋（名大）で開かれることが多くなります。福岡（九大）で開催された時はホテルが足りなくて困りました。仙台（東北大）なども手を挙げたことがありましたが、やはりホテルが足りないという理由で実現しませんでした。

箕輪　大勢の参加者を収容する施設が必要なのですね。それが第一の理由ですか。

高久　あとは選挙で決まるのではなかったかと思います。

箕輪　手を挙げるのですか、自分が会長をやるって。

高久　僕は手を挙げなかったです。あんな面倒くさいこと、だれも手を挙げない。

箕輪　大変な名誉だと思いますけどね。自治医大の学長として、医学会総会の会長を務めたことで、自治医大に何かメリットはありましたか。

高久　特になかったですね。自治医大の人が総会の委員などにはなったと思います。それに東京で開催するので、都内の大学を立てなくてはいけない。だから、東京の大学が中心になるので、自治医大にはあまりメリットはなかったです。

箕輪　私は当時船橋市立医療センターに所属していて、1999年の総会に救急学会として呼んでいただきました。10分間の講演をしました。最初で最後でしたが、とても名誉なことに感じました。当時は、自治医大卒業生で医学会総会に選ばれたのは10～20人くらいでした。これは髙久先生のおかげだなと単純に思っていましたが、そういうことではないですね。

髙久　あのころはアクティブに救急に関わっている人は意外に少なかったのではないですか。

箕輪　先生はよく「日本医学会が日本医師会の下にあるのはおかしい」とおっしゃっていました。北里柴三郎が日本医学会をつくったのは医師会などとは関係なく、アカデミズムとしての出発でした。やはり独立性を持つべきだと先生は言ってこられたので、私たちもなぜ日本医師会の下にあるのかずっと疑問に思っていました。

髙久　僕が日本医学会の会長としての最後の仕事と考えていたのは、日本医学会連合をつくって、事務所を内科学会の中に移すことでした。あのとき三井記念病院の高本さんがアンチ髙久のキャンペーンを張ったのです。日本医師会からすぐに離れないことが不満だったようです。僕も会長をいい加減長くやったし、日本医学会連合もできて、一応独立した組織になったので、これで僕の仕事は終わったかなと思いました。

箕輪　北里柴三郎の意思を継承できたと。

髙久　日本医学会連合をつくるときに各学会から少し会費をいただくようにしました。臨床系の学会は寛大ですが、解剖や基礎系の学会などは、財布の紐が固い。一方、日本医師会はお金がある。日本医学会総会も開業医に会員になってもらえれば、活動資金もできます。

箕輪　今までは、会員になっている学会のクレジットがもらえるのが最大のメリットでしたが、今度は専門医のしくみが進展していくと、従来のクレジットの価値は下がるので、いままでの形でのお金集めは難しいでしょうね。製薬企業も今は厳しい状況ですし。

高久　第31回日本医学会総会は２０２３年に開催される予定です。春日さんが代表ですが、開催はどうなるかわかりません。

箕輪　春日先生はどこの所属ですか。

高久　国際医療研究センターの理事長を辞めて、現在、朝日生命成人病研究所の所長です。

箕輪　日本医学会総会はお祭りにせずに、少しカラーを変えればいいと思います。

高久　日本医学会総会も、内科学会、外科学会、小児科学会など、重要な学会と合同で開催するべきだと思います。同日に開催して、外科の人も内科の人も共通パスで自由に講演を聞けるようにする。会費は少し高くなりますが、メリットも多い。社会問題、地域包括ケアなども取り上げるようにすればいいですね。

箕輪　主要学会が連合して学会週間にして開催するということですね。

高久　以前これを提案したことがありますが、後任がそういう気がなかったみたいでした。

箕輪　グッドアイデアだと思います。最も学会員の多い日本内科学会が共同開催すれば、人数が増えるという大きなメリットがあります。

高久　一緒にやれば日本医学会総会だけで参加費を集めなくてもいいですからね。

箕輪　現実的ですね。たぶん誰かがそのうちやるかもしれないですよ。

高久　以前からそういうことを考えていて、「日本医学会の総会のあり方委員会」に提案したけど通らなかった。

新医師臨床研修制度

箕輪　1996年に先生が自治医大の学長として戻られ、8年後に日本医学会の会長に就任されました。私たち卒業生や、自治医大に縁のある者にとって、学長が日本医学会会長になられたことは誉れ高い気分でした。日本の医学を先生が引っ張っているように見えました。さて、私たちにとって大事なことのひとつは2004年に臨床研修が必修化されたことでしょう。先生は新医師臨床研修制度の制定にどのように関わられたのですか。

高久　僕は厚労省の「臨床研修制度のあり方等に関する検討会」の座長を務めました。

箕輪　検討会の内外で抵抗勢力はなかったのですか。大学の人たちは反対しなかったのですか。

高久　反対はまったくなかった。

箕輪　それまで研修医の8割が大学の医局関連の単一診療科でのストレート方式の研修を選択していました。残りの2割が大学以外の施設でローテート研修を選択するという状況でしたから、大学病院としては必修化されると研修医が減るという危機感があった。研修医が大学病院などで非常勤のアルバイトをしていましたが、当直する医者がいなくなって、地域の病院では混乱しました。

高久　確かにそうだったでしょうね。自治医大の卒業生は自治医大では研修しませんでした。以前は大学病院ではひとつの科でしか研修できなかったのです。一方、自治医大の卒業生は研修が終わると、へき地での実臨床が待っているので、いろいろな診療科を回って研修しました。僕は卒後指導委員長だったので、都道府県と交渉して、研修先は大学病院ではなく、できれば県立病院などで各科を回らせてくれるように頼みました。新医師臨床研修制度では、それと同じような研修をするわけです。

箕輪　はっきりいうと、それまで自治医大がずっとやっていたのが新医師臨床研修制度です。

高久　その前にインターン制度が20年以上続いていました。インターン制度にはカリキュラムも、給料もなかった。それではいけないということで臨床研修制度ができました。

箕輪　1968年にインターン制度が廃止され、臨床研修制度ができました。この制度は、大学の医学部卒業直後に医師国家試験を受け、医師免許を取得したら2年以上の臨床研修を行うように努めることが規定されました。大学病院に行ってストレート研修をするだけで、ローテーションで各科を回らなくてもよかった。それが2004年からは、自治医大の卒業生と同じように、2年間は内科、外科、産婦人科、小児科を回るようになりました。80分の1の自治医大でやってきたことを80分の79に強制的に実施させることになったわけです。

高久　自治医大ではいろいろな科を回るのがスタンダードだけど、ほかの大学ではそうではなかった。

箕輪　それまでは大学病院に行く研修医が8割、大学病院以外の研修病院に行くのが2割だったのが、新制度によって大学病院に行くのが4割、外に出るのが6割になりました。最近は、大学病院に行くのは4割を切ったといわれています。だから、大学病院の医師たちは抵抗したのではないかなと思います。新制度については、大学が混乱したので不満が出ていたようです。

高久　もしかすると反対する人がいたかもしれませんが、そういう声は僕の耳には入ってこなかったですね。

箕輪　新医師臨床研修制度がスタートして、卒後臨床研修評価機構が各病院のプログラムが機能しているかどうか評価します。現在、私がいるみさと健和病院（埼玉県三郷市）の救急科も調査を受けました。

「健康日本21」

箕輪　先生が関係しておられたと思いますが、「健康日本21」についてお聞きします。

高久　「健康日本21」は、私が関わって策定しました。生活習慣病の予防を中心にした国民健康づくり運動です。もともと1970年代に日野原重明さんが成人病を習慣病と呼んで病気の予防につなげようと提唱していて、1996年に旧厚生省が成人病を生活習慣病と改称しました。

箕輪　「健康日本21」の策定に先生が関わったのはどういう経緯ですか。日野原さんでよかったのではないかと思いますが。

高久　米国で「ヘルシーアメリカ」という運動があって、日本でも「ヘルシージャパン」を始めようということで「健康日本21」になったのだと思います。「生活習慣病」という名称を提案したのは僕だったので、声がかかったのでしょう。

箕輪　当時、「健康日本21」は言葉が一人歩きして、テレビをはじめとするメディアでもてはやされました。

高久　それまではそんな考え方はなかったですからね。

箕輪　学者の中ではだれが仕掛け人になったのですか。

高久　糖尿病や高血圧が生活習慣病の主役だから、高血圧は慶應大の猿田さんかもしれませんね。

箕輪　私たちが気になったのはメタボリック症候群。腹囲とコレステロール値、血糖値、血圧で判定する——現場の医師からいわせてもらうと、これは困り者で、何でこういうものをつくってしまったのでしょうね。

高久　腹囲が男性は85センチ以上、女性は90センチ以上が内臓脂肪肥満型と判定されますが、女性のほうが男性より数値が高くなっています。実は、阪大の松澤さんがCTで検査すると女性のほうが男性より皮下脂肪が多いと強引に主張して、それで判定基準が決まりました。その結果、いままで腹囲を測っています。健康な人にやたらCTを撮って放射線を浴びせることも問題です。僕は疑問に思って指摘したのですが、松澤さんに押し切られました。

箕輪　健診をやっている現場にとっては迷惑な話です。

高久　本当は第二次「健康日本21」で修正すべきだった。

箕輪　当時、先生には自治医大学長、日本医学会会長をはじめ、いろいろな審議会など、80以上の肩書があったと聞いています。なんでもかんでも髙久先生でしたからね。特に記憶に残っていることはありますか。

高久　文科省に、当時は課長補佐だったと思いますが、とても優秀な人がいて、彼が医学教育モデル・コア・カリキュラムを作成しました。教養試験も彼が提案しました。それまではそのようなものがなかったので、やりがいがありました。

箕輪　モデル・コア・カリキュラムができて、4年目に教養試験をすることになりました。プール制で問題を作って、それでゴールがはっきりしました。それから臨床に出る。臨床に出てから国家試験を受けるというシステムですね。

髙久　極めて優秀な人で、役人にしておくのはもったいないくらいでした。

箕輪　医学教育モデル・コア・カリキュラムは、先生が自治医大の学長で、パワーがみなぎっていた頃の成果ですね。たぶん先生が持っておられた力というか、権威はすごかったですよ。

髙久　そんなことはまったく自覚がないですね。今は何もないから気が楽でいいです。

箕輪　２００９年に医師臨床研修制度が見直されました。

髙久　必修は救急、内科を1年目に、地域医療を2年目に実施することにしました。改定されるまでは必修とされていた外科、麻酔科、小児科、産婦人科、精神科は見直しで選択必修になりました。必修科目から外科を外したことで、僕は岩﨑さんにだいぶ怒られました。

箕輪　岩﨑先生は怖いですからね。外科が外されたのは評判が悪かったからじゃないですか。外科を1、2カ月回っても意味がないと、研修医から不満の声が出ていたようです。外科医からは、糸結びもせず、術後の感染管理などもしないのはおかしいという指摘がありました。

髙久　岩﨑さんは富士研の同期でもあるし、長崎で大村病院を中心に離島の施設を一緒に回りました。2人とも九州出身で、今でも親しく付き合っています。

新型コロナウイルス感染症

高久　箕輪先生はいまどういう仕事をしているのですか。

箕輪　いくつかの病院で、研修医と一緒に救急の患者を診ています。2020年3月4日に世田谷区にある自衛隊中央病院（500床）にPTLS重症外傷初期診療のセミナーで行った時のことですが、同病院はダイヤモンドプリンセス号から新型コロナウイルスに感染した患者100人を受け入れたとのことです。空いている150床のうち100床をそれに充てたといいます。呼吸管理が必要なほど重症な人もいたとのことです。医官も看護官も体を張って仕事をしていました。

高久　僕は会津医療センターに毎月行っていますが、やはり新型コロナの患者2人が結核病棟に入院していました。病院としては収入面ではマイナスです。

箕輪　発症しない感染者も多くいますし、軽症のまま知らずに回復した人もいます。

高久　学会や委員会など、多くの会合やイベントが中止になって、僕は暇で仕方がない。

箕輪　向こう2カ月は出張もできない病院もあります。日赤の職員（医師）は学会にも出席しないように通達されています。

高久　内科系の学会も開催できなくなっています。協会の吉新理事長が気を遣ってくれて、僕は今ハイヤーで出勤しています。電車に乗らなくて済むのでありがたいのですが、不便な面もあります。

高久　新型コロナウイルス感染症はいつ収束するのですかね。

箕輪　そのうち通年化するから収まることはないでしょう。インフルエンザと同じです。

新専門医制度

箕輪　私たちにとって重要な専門医制度づくりに携わる「専門医の在り方に関する検討会」の座長として髙久先生にはまた一肌脱いでいただきました。従来の専門医は各学会が認定していたために専門医としての質の担保が懸念されていて、結果的に患者に不利益が生じる可能性がありました。そこに切り込んでいったということですね。そして、総合診療専門医、総合診療医、総合医という専門医の名称で、総合診療をひとつの基本領域として位置付けていただきました。私たちとしてはやっと総合診療が認知されたと感慨一入です。

髙久　その前年に、日本プライマリ・ケア連合学会が設立されました。国民や医療界に「総合医・家庭医の役割」の重要性を認識してもらうことが設立の目的です。それまで同じ領域にありながら、それぞれが個別に活動していた日本プライマリ・ケア学会、日本家庭医療学会、日本総合診療医学会をひとつにまとめようと、僕が提案してできた学会です。

箕輪　日本医学会でお披露目され、初めてひとつの領域として総合診療専門医が認められました。おそらく髙久学長がいらっしゃらなかったら実現しなかったと思います。

髙久　僕が自治医大の学長だったころに、卒業生が総合医学会をつくりました。診療だけでなく、学校医のような社会医学的なことにも携わるわけですから、総合診療医ではなくて、総合医のほうがいいと思ったのです。

箕輪　先生は「専門医の在り方に関する検討会」でも最後まで総合医がいいとおっしゃっていました。

高久　結局、検討会のメンバーの1人で、天皇陛下の主治医を務めた人が総合診療医という名称を出してきて、それに決まったということです。僕は〝総合〟が残ればいいやと思って妥協したんです。心情的には総合医のほうがいいと思いました。

箕輪　日本プライマリ・ケア連合学会は先生が関わってできたのですか。

高久　日本プライマリ・ケア学会、日本家庭医療学会、日本総合診療医学会の3つが一緒になったら日本医学会に加盟することを認めるということで勧誘してひとつにまとまりました。

箕輪　専門医制度改革の中で、先生は基本領域と専門医機構を提唱されました。専門医機構と日本医学会が連動することになりましたが、専門医機構（池田康夫理事長）は出だしからもたついたように見えました。

高久　資金が足りなくて経営的に難しかったんですね。日本医師会が職員を派遣したりして、だんだん医師会の影響が大きくなっていったようです。

箕輪　結局1年先延ばしになりました。総合診療専門医の総合医になりたいという機運が下がって、がっかりしました。専門医機構への信頼感が薄らいでしまいました。

高久　日本プライマリ・ケア連合学会の会長の丸山さんが家庭医の制度をつくったのですが、その建てつけが悪くてうまくいかなかった。

箕輪　あれが足を引っ張りましたね。

高久　丸山さんは学会として総合診療医としないで家庭医専門医をつくろうとしたんですね。でも、どうもうまくいかなかった。それで、僕は最初、理事だったと思いますが、専門医機構から抜けた。

箕輪　せっかく先生が総合診療医・総合医を土俵に上げて、やっと日の目を見ることになったら、専門医機構がごたついて1年間延びました。本気で総合診療を考え始めた若手医師が結構いて、400～500人は総合診療の専門医の研修に入るのではないかと見ていたのですが、今は総合診療に行くのは年間百数十人ですね。

高久　日本総合病院診療医学会は病院総合診療医をつくりましたが、あれもややこしかった。

箕輪　病院の中で総合内科的なことをやる、九大のグループが中心になって活動していた日本総合病院治療医学会が家庭医を巡る抗争で、日本プライマリ・ケア連合学会には加わりませんでした。今から考えると、これが誤算でした。

高久　2012～2013年にかけてのことだったと記憶していますが、総合診療医に関しては最初からガタガタしていましたね。

箕輪　自治医大の学長として先生の力で総合診療を基本領域に明確に位置付けられたことは、私たちにとって大きな財産ですね。これを育てるのはこれからの人たちの仕事です。

高久　日本はこれからますます高齢者が増えていくわけですから、総合医がいないと社会が成り立たなくなります。

箕輪　やはり幅広く診る医者が必要です。初期研修医は2年間の臨床研修の中で地域の診療所や小病院に行って研修しますが、そんな研修医の姿を見て、地域で仕事をする専門医になりたいという若い人もいます。そういう人たちの受け皿になれるのは19の基本領域の中では総合診療です。さらに細分化した領域の専門知識・技術を身に付けるためにサブスペシャリティー領域が整っています。

「専門医の在り方に関する検討会」の功績であり、歴史に残る素晴らしい仕事だと思います。残念ながら、専門医機構のほうはお金がなくて初動がスムーズではありませんでした。

高久　日本医学会連合の動きがよくわかりませんが、どうなっているのでしょうか。

箕輪　日本医学会は従来のまま日本医師会の下部組織になっていて、日本医学会連合は独立して存在しているということです。2019年9月「集中」誌で高久先生が会長として日本医学会を独立した法人であるべきだとして一般社団法人化を一番の課題として取り組まれ、研究上の師弟である当時の日本医師会長、原中勝征先生が医学会の法人化を了承され、14年に一般社団法人日本医学会連合が誕生したと門田守人日本医学会会長が語られていますね。せっかく法人化されたのに足踏み状態ですね[1]。

高久　日本医学会はなくてもいいのだけど、医師会が手放さないでしょう。

箕輪　日本医師会はお金がありますからね。

高久　日本医学会連合はどのような活動をしているのかわかりますか。

箕輪　私たち下々の者には何も見えないです。何かやっているという話は聞こえてきません。

高久　新型コロナウイルス感染について日本医学会から提言もコメントも出ていないことが批判されていますね。

箕輪　確かに何もしてないですね。

高久　日本医師会と東京都医師会だけが発言しているようですね。

（1）門田守人：追悼高久史麿先生．集中/MedicalConfidential5：43，2022

箕輪　感染症学会理事長の館田東邦大学教授がメディアでコメントしています。
高久　感染症学会の理事長がコメントするのは当然ですね。
箕輪　新型コロナウイルスに関しては、ほかの学会はあまり存在感がありませんね。
高久　いま尾身さんが一番メディアに露出しているのではないですか。
箕輪　彼は誠実感があるから、主婦や一般の人には信頼が厚いですね。菅元首相とも是々非々で話をしています。
高久　大したものですね。ＷＨＯにいたという実績もあるし。
箕輪　真弓忠先生（初代予防生態研究所教授、当時オーストラリア抗原と呼ばれていたB型肝炎ウイルス研究の第一人者）のもとでウイルスの研究をしていましたし、ウイルス学が強いですからね。
高久　ただ、テレビを見ていても彼が自治医大の卒業生であることはわからない。
箕輪　尾身さんが自治医大の学長だったらなあといつも思います。
高久　尾身君が学長だったら、コロナ対策も自治医大が中心になっただろうに、惜しかったですね。
箕輪　尾身さんは地域医療機能推進機構の理事長ですけど、あんなのはどうでもいいのに、などと言うと、叱られちゃいますね。
高久　知名度は明らかに自治医大のほうが高いですよ。
箕輪　彼が自治医大の卒業生であることを知っている人もいて、私は県や地域の仕事をしていると、いろいろな人から「尾身さんの先輩ですか」と聞かれます。

高久　テレビに出る時、自治医大の学長と機構の理事長とではインパクトの強さが違います。

地域医療振興協会

箕輪　厚労省は、全国の公立・公的病院約440施設について地域で機能しているかを検証し、必要に応じて機能分化や規模縮小を含めた再編・統合を検討しています。こういう時にそれを後押しできるようなことはないですか。

高久　新型コロナウイルスの影響で多くの病院の経営が悪化していることから、地域医療振興協会に管理委託など、さまざまな相談が持ち込まれています。協会の病院を増やす良いチャンスですね。協会の病院は新型コロナの患者の影響で、患者が減っています。

箕輪　患者は2割、3割減で、経営はどこも厳しいです。

高久　補助金で、なんとかやっているというのが実情でしょう。

箕輪　審議会を設置するなど、国の動きはありますか。

高久　国ではまだそういう話はありません。それに関する動きは県レベルでもありません。

箕輪　公立・公的病院の統廃合という枠組みで国が協会に掉さしてくれるという仕組みはまだできそうもないですね。

高久　まったくできてないですね。

21世紀COEプログラム

箕輪　自治医大が文科省のCOE（Center Of Excellence）に選ばれました。これも先生の功績のひとつですね。

髙久　文部科学省の21世紀COEプログラムですね。審査会でプライマリ・ケアの説明をしたら、審査員に「プライマリ・ケアって何ですか」と真顔で質問されて、言葉が出なかった。

箕輪　自治医大の地域医療ネットワークで遺伝子解析をし、後に卒業生のネットワークができました。2003年にCOEに選ばれた年ですね。

髙久　こうした実績の積み重ねで、自治医大の評価がさらに上がっていきました。

箕輪　「地域医療における先端技術の適応」で注目されました。COEに選ばれた単科大学は自治医大だけでしたから、結構目立ちましたね。卒業生としてありがたいと思いました。2009年には、今度は先端医療技術開発センターがCOEに選ばれました。総合大学ではなく、医学部単科大学がCOEを獲得したことは、当時は珍しかったですね。

髙久　あのころ自治医大は文部科学省の科学研究費をはじめ、ずいぶん研究費を集めていましたね。今はあまり集まっていないみたいですが。

箕輪　やはり学長の力ではありませんか。

髙久　当時は優秀な研究者がたくさんいましたからね。僕は民間のいくつかの財団の研究費の審査員をしていますが、たまに気になって研究費を調べてみると、国公立の大学は多いですね。私学だと、今は慶應大学などが多くなっていますが、自治医大はほとんど入ってないようですね。あまりいい研究者が集まっていないのかもしれませんね。

箕輪　それはやはり学長の責任ですよね。

高久　やはりいい教授を選ばないと人材が集まらない。国家試験の合格率だけはいいですね。

箕輪　長期的には大学の評価が下がっているということですか。

高久　卒業生が頑張っているから、大学の評価が下がることはないと思います。

箕輪　ただ、学生の質は落ちていますよ。

高久　落ちているでしょうね。

箕輪　自治医大の募集人数は123人で、各都道府県2~3人ずつの定員があり、地域枠の影響ではないかと思います。

高久　国家試験の合格率はどうしてあんなにいいんでしょう。

箕輪　5年生か、6年生の時にふるいにかけるからです。

高久　一昨年の卒業式に出たら、卒業生が100人しかいなかったので、ずいぶん少ないなと思ったんです。

箕輪　なかなか厳格に落としますから。

高久　それは誰がやっているのですか。教務委員長ですか。

箕輪　教務委員長ではなくて、自治医大の卒業生で、医学教育センターの岡崎先生（7期　宮城）がすごく一生懸命やっています。鬼のように。一時、各都道府県から一律に合格者を採ることはやめて、人口の規模に応じて、優秀な学生を多く採れるところは枠を拡大すればいいのではないかと提案したのですが、自治省が反対しました。人口が100万人にも満たない県から無理して採るのはどうかと思いますが。

高久　人口1300万人の東京も、60万人の鳥取県も3人でしょう。これはちょっとおかしいですね。やはり地域枠が影響するでしょうね。

箕輪　9700人くらいの入学生のうち1700人が地域枠ですから。

高久　デューティーがあまり重くないでしょう。

箕輪　軽いです。

天皇陛下来校

箕輪　2007年12月4日に天皇・皇后両陛下のご行幸啓を仰いだ経緯を教えてください。

高久　天皇陛下は以前からへき地医療に深い関心がおありで、自治医大に興味があるので、自治医大に行ってみたいとおっしゃったようです。自治医大がご巡幸先のひとつではなかったということで、異例だと聞いています。

箕輪　どれくらい滞在されたのですか。

高久　4時間ほどおられました。

箕輪　先生はどんな話をされたのですか。

高久　大学のシステムについてご説明しました。それから、地域医療の講義を学生と一緒に聴講されました。この日は卒業生が教官として来ていて、その講義をご覧になりました。学生時代の彼はいつもボサボサのラフな格好だったのですが、初めてネクタイをして講義していました。両陛下はそのあと教官たちと一緒に昼食をとられました。カレーライスだったかな。あの時、鹿児島の永井くんの話をしたのを覚えています。

箕輪　永井慎昌先生（9期　鹿児島）ですね。

髙久　皇后陛下が「卒業される方は島などにも行かれるのですか」とお聞きになったので、鹿児島の永井君というのがいて、島に行ってずっと島を回っているから、下が動いてないと不安になるという話をしました。皇后陛下は笑いながら話を聞いておられました。そのことをあとで永井君に話したんですよ。そういえば、彼は賞をもらったでしょう。

箕輪　地域医療功労賞。

髙久　その後懇談会が開かれ、両陛下は学生47人と、後期研修医20人の一人ひとりに親しそうに言葉をかけておられました。

箕輪　天皇陛下は医療に恵まれない地域で働いていることに関心を持たれたのでしょうね。

髙久　あのとき感心したのは、天皇陛下も皇后陛下も人に話しかけられるときは必ず笑顔だったことです。両陛下はさらに子ども医療センターも訪問され、母親たちと少し言葉を交わされたようです。手を振る患者に天皇陛下が気づかれないと、皇后陛下が天皇陛下に近寄って促す場面もあり、そのお気遣いを見て大変なお仕事だなと思いました

箕輪　天皇陛下とは、先生が日本医学会総会の会長の時にテニスのお話をされたのでしたね。先生はまだテニスを続けておられるのですか。

高久　テニスはまだしています。50代のときから始めたのでもう30年になりますね。ときどきコーチにボールを投げてもらって打つ練習をしています。自宅の狭いところで壁打ちもしています。

学長としての器

箕輪　自治医大に中尾先生、髙久先生が学長としておられたことで、私たち自治医大卒業生に「箔」が付いたと誰もが誇らしく思っています。２０２０年の初頭から、新型コロナウイルス感染症対策専門家会議の副座長の尾身茂さん（1期　東京。独立行政法人地域医療機能推進機構理事長として新型コロナ対策分科会会長、22年4月から結核予防会代表理事）が、大荒れの海を〝日本丸〟の羅針盤となって進路を見守ってくれています。ＳＡＲＳの時も新型インフルエンザの時も尾身さんの働きで荒波を乗り切ってきました。尾身さんの存在で自治医大のネームバリューは上がっているのではないでしょうか。尾身さんが学長になる目はないでしょうか。

髙久　現在の学長は永井良三さんですが、永井さんが学長になった経緯の背景にちょっとしたすれ違いがあったのを知っていますか。

箕輪　尾身さんも立候補したのですよね。

髙久　自治医大の学長の任期は2期までとなっていますが、僕は4期務めました。総務省は反対しましたが。僕の任期は２０１２年3月まででした。評議員の古田君が、現在の永井良三さんを次の学長にするように理事長の香山さんに推薦しました。香山さんは厚労省か文科省に行ってその話を進めたんです。僕は古田君からも、香山さんからも何の相談もなかったから、そんな水面下の動きを知らなかったんです。これも後で知ったことですが、尾身さんも自治医大学長の選挙に出る意思があることを香山さんに伝えました。

箕輪　その頃の私は、現在の尾身さんの活躍する姿を想像もしていませんでしたが、学長としての器があったのではないかと思います。

高久　彼は外国の生活が長かったので、考え方が日本人離れしているところがあった。例えば、熱心に自分を売り込む。役人はそういうタイプの人を敬遠します。永井さんは役人に評判がよかったようです。結局、尾身さんは学長選で負けました。先に僕のところにきて、学長になりたいと言ってくれれば、尾身さんにアドバイスできたのにと残念に思いました。

箕輪　尾身さんは、私たちから見てもものの考え方などが破格なんですよ。

高久　ＷＨＯでは最終的に事務総長になれなかったけど、国際的な感覚がありますね。

箕輪　新型コロナでもいい仕事しています。本当に尾身さんが学長になってくれていたら、とつくづく思います。自治医大の卒業生ももう40期を数えます。卒業生の中から学長になれる器のある人材が出てくることを祈っています。

高久　どういう基準で学長を決めるかは難しいですけどね。

箕輪　卒業生で教授になっていい仕事をする人はいますが、みんなが「あの人なら学長に」と太鼓判を押せるような人はもう出ないかもしれないですよ。

高久　卒業生では難しいかもしれないけど、東大の副学長の宮園さん、私は適任だと思います。東大の総長になる可能性もあります。ＡＭＥＤの理事長の候補にもなっています。

箕輪　宮園先生は引く手あまたですね。
高久　僕の後は宮園君が一番いいと思っていたんですが、彼から何の相談もないから、しかたがないですね。彼は自治医大に来た研修医のなかでは最も評判が良かったですよ。伊藤正子さんなどは宮園君をいちばん買っていました。
箕輪　宮園先生はいつもニコニコしていますからね。
高久　人柄がいいし、人間の幅も広い。
箕輪　能力もあるし、そういう人は東大からはきてくれますが、自治医大の卒業生からはたぶん出てこないでしょう。誰かがなってくれたらいいのですが、なかなか。
高久　私学の新設医科大学の卒業生が学長になっている例はまだないでしょう。
箕輪　聖マリ、杏林、帝京は同族経営者だから意味あいが違いますね。
高久　自治医大の卒業生で誰かいないかな。
箕輪　いないです。
高久　尾身さんがなればよかった。
箕輪　少なくとも自治医大の教授の経験者で誰もが認めるいい仕事をした人が望ましいです。
高久　研究面からいうと、世界的に有名な山本教授と苅尾教授あたりですか。
箕輪　2人ともいい仕事をしているし、人間性も立派です。でも、学長の器かどうかは判断が難しい。
高久　僕が4期やったから、永井さんもずっとやるつもりらしいですよ。

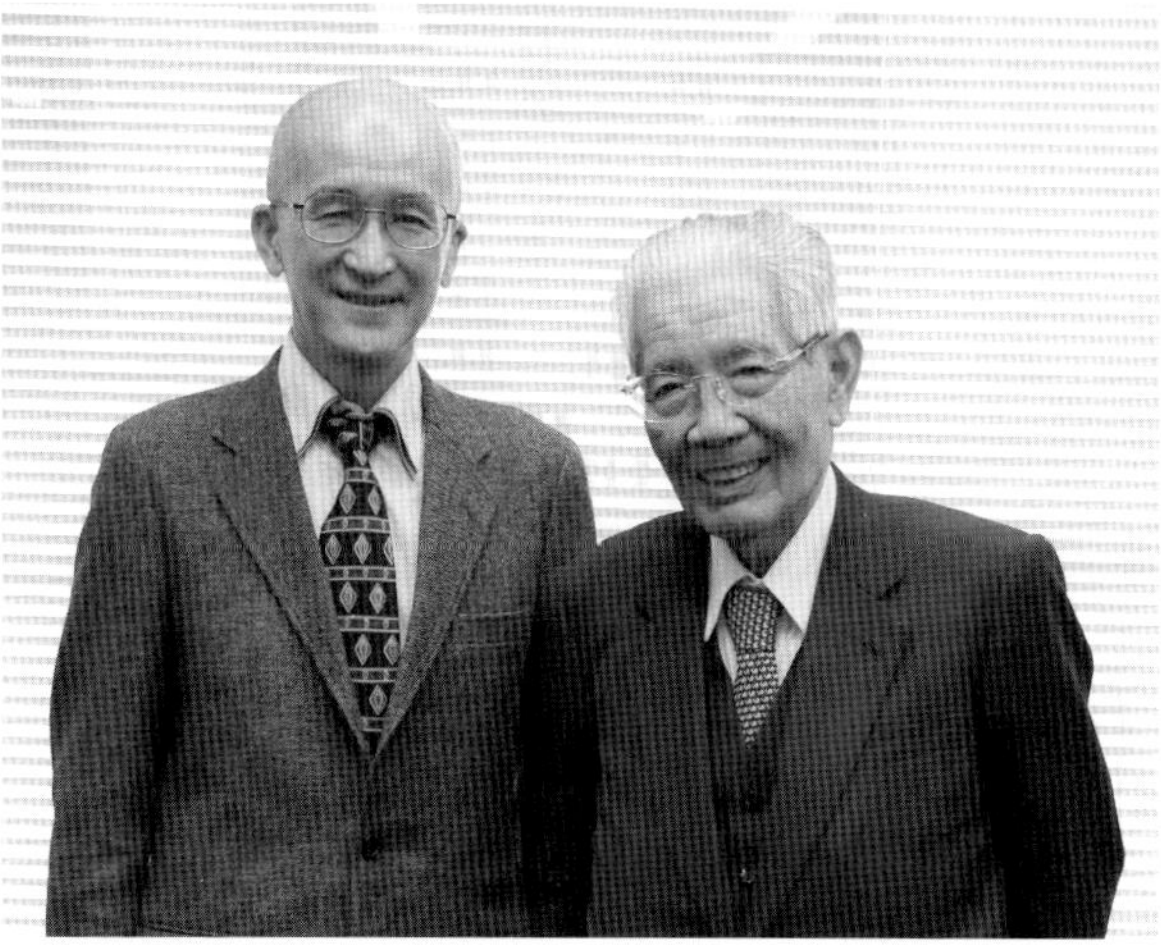

高久史麿先生（右）と著者（左）。2020年12月17日、地域医療振興協会会長室にて

箕輪　ただ、学生との接点がまったくないようです。
髙久　卒業生の会でときどき顔を見せますよ。
箕輪　学生たちに聞いても、学長と話すことはないと言っています。
髙久　以前は学生寮でよく懇談会をやっていましたが、いまはどうなんでしょうか。
箕輪　やってないです。学長が身近な存在ではなくなっています。それはすごく寂しい話で、中尾学長、髙久学長が私たちに注いでくれたようなものがないんですよ。
髙久　中尾先生は熱心でしたね。学生の名前もよく覚えていました。
箕輪　「勉強しなさい」とよく怒られましたから。
箕輪　われわれの感覚から言うと、永井先生は自治医大の学生や卒業生のことをあまり理解しておられないと思います。

高久　学生思いの学長を選ばなかった香山さんにその責任があるでしょうね。でも、彼にはひとつだけ功績があるんです。僕は、１９９７年に地域医療振興協会の会長に就いています。初代会長は現在地域医療振興協会の理事長である吉新さんで、その後は学長の中尾先生が自動的に会長になっています。その次の私も学長になって、翌年には同協会の会長になりました。香山さんは同協会の会長に自治医大の学長がなることに反対していました。だから、永井さんは会長になってないでしょう。そのおかげで私はいまここにいられるというわけです。

対談を終えて

奥様が逝かれてがっかりされていたコロナ禍が一時落ち着いていた２０２０年12月、最後に伺った時、「最近目が不自由になって外国文献の文字が読めなくて秘書さんに拡大コピーしてもらって月刊地域医学の連載を続けている」とこぼしていらした。食道癌の内視鏡治療がうまくいったことを喜んでおられた。地域医療振興協会理事長、吉新通康先生にお聞きしたところ、協会の練馬光が丘病院を退院して最後の2週間はご自宅で息子さんが在宅治療されたとのことだった。

学業の出来が悪く自治会活動で生意気を通した教え子の一人であった私は髙久史麿学長に最も援けられたものである。２００４年1月聖マリアンナ医科大学教授会に提出する推薦書が必要となり２００４年12月28日頃、お電話で突然お願いした。「よし分かった、原稿を書いてすぐに送れ、ファックスで自宅へ」とのご指示。早速、自分の推薦書をでっち上げた。年内のうちに返送があり、ほとんど原文が消失していた。正月に文面を「再生」したものを再度お送りした。最終版を作り1月4日に間に合うように大学当局に届けた。第3週に行われた教授会では貧しい履歴、業績はともかく、髙久史麿先生執筆の「推薦書」が読み上げられて列席の方々からため息が漏れたと聞いている。おかげで10年間医学部教授として救急医学、臨床研修の仕事を満喫することができた。非常に感謝している。

現代に求められるもうひとつの自治医大
（卒業生インタビュー）

1　モチベーションの高い奴だけでいい

〈ゲスト略歴〉

林　寛之（福井大学医学部附属病院　救急科総合診療部　教授）

1986年自治医科大学卒業。1991年カナダトロント総合病院救急部臨床研修、1993年から僻地医療を経て1997年福井県立病院救命救急センター勤務。科長を経て2011年4月より現職。カナダ医師免許取得。愛と希望と笑いに満ちた、臨床力が高く心優しい医師を育成するために日々奔走中！趣味は子育て（育児休暇3ヵ月取得）。「家庭を大事にできないと、患者さんを大事にできない」がモットー。

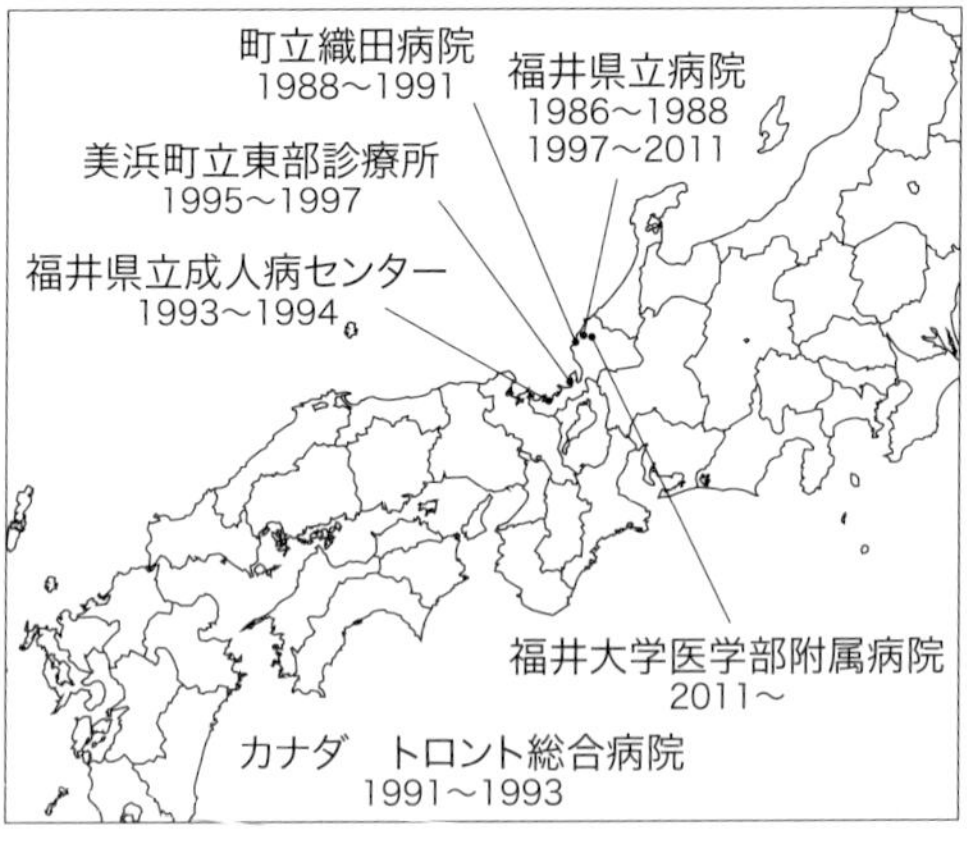

箕輪　先生は自治医科大学って成功したと思う？

林　僕は成功してると思いますよ。

箕輪　どうして成功したと思うの。

林　これ、後ろ向きで比較してずるいんですけど、地域枠っていう、自治医大のコンセプトと同じようなのができたじゃないですか。地域枠の人が地域に行きたがらないことが非常に多い中、自治医大は「仕方ないよね」っていうような言葉が残っています。やっぱり自治医大の卒業生は、へき地に行きますもん。

箕輪　「仕方ないよね」っていうのはどういう意味？

林　自治医大はそういう歴史もあって、そういう伝統ができてるから「仕方がない」。自治医大生が行くのは、もう当然だっていうようなニュアンスですね。そういう流れができています。でも地域枠の人は、なんか損してるような雰囲気があります。専門医になれないんじゃないかとか、いろんな情報見せられると大変そうだとか、そういう気持ちで敬遠して、メジャーは大変だからマイナー科を選ぶ人がすごく多いんですよ。逆に、僕らのときは地域ではメジャーしかいらないからマイナーは取るなって言われてました。そういう中で生きてきたので、人に役に立つジェネラリストになるためには「選択肢がメジャーに決められていること」が当然でした。3年目には地域に出るので、そこまでにある程度できるようにならないといけないっていうこともあって、モチベーションが全然違いました。良くも悪くも悲壮感がありましたね。

今の地域枠の人たちは、3年目にいかに楽ができるか、地域に飛ばされないかを考えています。

あまりにマイナー過ぎると地域では必要とされないんですよ。地域に飛ばされないためにマイナーを選ぼうとしている学生が非常に多い。地域枠の人をいかにジェネラルのほうに引っ張っていこうか、という部分はいろんな大学が苦労しています。

そう考えると、自治医大に集まって来た人たちは、「役に立つ人間にならないといけない」と常に思いながらやってるので、そういう意味では自治医大の卒業生は評判いいですよ。おおむね自治医大生はできるねっていうのは、よく言えば使命感、悪く言えば悲壮感があるからですね。

やっぱり最初の初期研修2年でどれくらい経験を積むかですね。僕は、循環器内科に3カ月ローテーションしましたが、いろんな科の先生に「教えてください」って言って回って、内視鏡もしたし、骨髄穿刺もしたし、曜日ごとに学ぶ先生が変わっていました。積極的に回るのが当たり前だよってみんなに言われたんですけど、今の若者はしないですね。

箕輪　傍観者に近いような。

林　「言われた通りに回ればいいんでしょ」、みたいな感じですね。回ってる間になるべく内科をいろいろ見とかないと損だっていう悲壮感や使命感がないといいますか。僕は地域枠の子が悪いとは思ってないんですけど、環境だと思うんですよね。寮生活で、みんながその方向に向かってるっていう意味では、自治医大は大成功でした。たまに臨床よりも実験したいと言って途中で辞めてくような変わった（自治医大色の薄い？）人とかもいますけど、それは許容範囲内です。地域に残る人たちも、圧倒的に多いですし、地元に戻って住んでる人も多いです。やっぱり都会偏在はしてないと思うんですね。

箕輪　地域枠の子たちがマイナーを選ぶのは、地域に行かなくてすむという隠れた動機があるんじゃないかって話ですか。

林　あるんじゃないかじゃなく、明確にそうです。

箕輪　それに対して、自治の先生たちがメジャーを選んだほうが、地域、へき地で働きやすい、あるいは働けるって意味で、人に役に立つメジャーを選ぶっていう傾向がある。

林　今、福井大学では、マイナーを選んでも、ジェネラルに誇られるように育てるシステムをつくってるんですよ。

箕輪　地域枠の子たちを支えるための仕組みですね。

林　2021年4月から始めたんですけど、トリプルGプログラムと呼んでいます。GGGって書きます。Global General Good Doctor の略なんです。ウェブで海外の先生に講義してもらったり、有名どころの先生に講義してもらったりしています。実は2020年の秋から、厚労省からプレリミナリーのお金をもらったんです。そのお金、今、7大学に振り分けてやってるんですけど。新潟、福島、長崎、福井、三重、島根、秋田の7県です。基本的に地域枠の人が地域行かないし、総合診療取る人が少ないから、ジェネラリストを育てようっていうプロジェクトなんです。

箕輪　それを支えようってことね。この仕掛け人のもともとは。

林　厚労省です。ただ、財務省がお金を削っちゃうんですよ。

箕輪　1億くらい？

林　いやいや、6000万円（各大学）です。

箕輪　安い。

林　そうなんですよ。せこいんですよ、財務省は。

箕輪　その割り振られたお金を各大学がどういう企画にするかは自由に？

林　人を雇って、どういうふうにして地域に人を誘導するか。学生の頃から洗脳（『きょういく』と読みます）してくとか。自治医大は寮だったので、そういう意味ではすごく良かった。進路の自由度が高い人たちと一緒にいると、なかなか難しいんですよ。

箕輪　もしも先生が、自治医大に戻って教育するとしたら、大学で何する？

林　自治医大に今戻ったらですか。１００年たっても戻らないと思います。ごめんなさい。北陸のうまい魚と決別できそうにないです（笑）。

箕輪　じゃあ、もっとストーリーを変えて、福井に自治医大と同じ仕組みの医大ができて、そこの教官として10年教えるとしたらどうする？

林　一番最初にやるのは、全寮制です。全寮制でとにかく実習を増やします。1年目から患者さんと接してもらう。コミュニケーションスキルって1年目から育てたほうがいいと思ってますね。とにかく外来をいっぱいさせて、いっぱい会話をしてもらいます。今、会話の中で問診していくっていう雰囲気が全然育てられてないんですよ。所見だけ取ろうと思っても、患者さんはまともに言うわけないですよね。そのあたりって医者になってから覚えることが多いんですけど、それまでの会話の量が多ければ多いほどいいです。即戦力をつくりたいです。

箕輪　医者になってからじゃ遅いよ。

林　医者になってからですよ、みんなね。

箕輪　遅い遅い。

林　誤診して覚えてくんですよね。患者さんの前に出る対面の実習を1年生からどんどんやらせます。机上の勉強なんて、2年くらいでぱっと終わらせてしまいます。

箕輪　2年でレクチャーおしまい？

林　もう終わりです。基礎はそんなにいらないです。基礎は自由。基礎くらいで絶対、留年させない。英語は必修にしてもいいけど、試験落としても進級させる。

箕輪　英語は必修なの？

林　英語は必修だけども、点数悪くても進級させる。コミットをなるべく早くします。同時進行で授業もしながら、外来にも出るという形をどんどん進めていきます。やっぱり英語の授業は入れたいですね。尾身先生みたいに日本だけじゃなくて世界へチャレンジできる人材を育てたいですね。

箕輪　どうして海外なの？

林　地域で苦労してるところを見るのは大事だと思うんですよ。海外でもイギリスやカナダなど、ジェネラリストが成功してる国はありますよね。そういうところで、ある程度学ぶ機会を彼らに与えたいです。日本流のものをつくるためには、学生のうちからそういうのに暴露される必要があります。義務年限の9年のうちで海外行ってもいいことにしちゃいます。

箕輪　「地域」っていうのは海外の地域でも構わないと。

林　そして地元に帰ってきて、それに負けないものをつくる。自治の学生ってモチベーションが高い人が多いんですよ。他の大学と全然違うので、やっぱり教えてて楽です。自分から取りに来ます。

箕輪　自治医大と同じ仕組みでもうひとつ創っちゃったら、そういう学生が集まるはずだよね。

林　モチベーションの高い人しか来なくてていいんですよ。医者の免許だけ取りたい人なんか絶対来なくてもいい。今はセレクション（入学試験の方法）が悪過ぎですよ。

箕輪　それは、地域枠に対して？

林　地域枠に限らず、ジェネラリストに対してですね。一般的な話ですけども、成績がいいかどうかじゃなくて、物を考える人がほしい。

箕輪　医学部入学に関してね。それは試験の方式がマッチしてない？

林　駄目です。例えば、「俺は優秀だ」って証明したいがために、偏差値の高い学校を狙って来るような人って心がないんですよ。目の前に答えがあれば答えられるけど、患者さんから答えを引き出す力が全然ないので、ジェネラリストとしては全く役に立たない。成績を証明したいのではなく、モチベーションが高い、考える学生がほしい。入学の門戸を広げて、入学してから患者さんと話をさせて、そこから落とすのでもいいかな。その代わり落ちた人は医者になれないですけどね。

箕輪　そういう学生を入学させる仕組みとして、自治医大は各県から2〜3人を一律に入学させる方法を採用しました。各県からとって、また各県に戻すっていう仕組み。この仕組みについてはどう思いますか。言葉で言うと、都道府県共同設立っていう言葉ですね。

林　コンセプトが明確で、地元に帰りたい人が受験してくるので大成功だと思いますね。

箕輪　それは成功に関係したと思う？

林　めちゃくちゃ関係してると思います。僕も福井に帰るために自治医大を受けたんです。

箕輪　さっきのモチベーションの中で、自己実現のモチベーション、医者になりたい、あるいはジェネラリストになりたいっていうモチベーションのひとつとして大事だと思う？

林　大事だと思いますね。田舎に住みたいっていう人のほうが戻しやすい。そこで役に立てるようになりたいって、そういうふうに思うんだったら。あと、お金はめちゃくちゃ大きかったです。

箕輪　お金なんだけどさ、修学資金貸与について、例えばほかの防衛医大とか産業医大、それから地域枠も修学資金に関しては各都道府県が援助するので、修学資金をサポートしてる仕組みはいくつかあります。自治医科大学の修学資金は、大学の成功の話と絡めて、これはずっと維持すべきだと思いますか。

林　僕は今の制度は地域枠と変わらないから、良くないと思ってます。学費だけじゃなくて、月々わずかでもお金をもらうと、働いてる感じがしていいんじゃないですか。お金をもらって勉強するなんて、こんなうれしいことはないって思います。お金なしだと、縛られてる感じがするんですけど、お金をもらうと、偉くなったような気がするんですよ。責任が生じるというか、お金もらってまで勉強しないといけないんだ。それだけ期待されてるんだって、いい意味で勘違いするんですよ。だから、「裏切っちゃいけない」っていう気持ちが出ると思うんですよ。お金をもらわないで縛ってるのと、たぶん全然違います。もらった日はステーキ食いに行きましたもん。

箕輪　ちょっとまた話はぐっと戻ります。自治医大の卒業生として、誇りはなんですか。

林　僕、自分の誇りはあんまりないんですけど、自治医大生としての誇りは、いろんな県に行くと、自治医大の卒業生って役に立つよねって言われることです。同級生、先輩・後輩の地域での信頼が高いんだなって思ってうれしくなります。あと、自治医大とは全然関係ない福井県立病院でもそうなんですけど、自治医大生はほっといても勉強する、というのは如実に表れてます。やっぱり3年目でへき地へ行くので、貪欲に吸収したいという気持ち（焦り？）の表われだと思ってます。本当に向上心があって、へき地へ行くための準備をしないといけないっていう、心の準備がしっかりできてるんだと思います。ゆっくり医者になっていけばいいやとか、なにか機会があればいいや、じゃなくて、機会を取りに行くって形ですよね。

箕輪　それは別の言葉で言うと、使命感。

林　そういうものを持っている仲間がいるっていうことがプライドですね。

箕輪　プライドになる。なるほどね。そういう人に出会ったっていう。

林　自分自身というより、自治医大卒業生としてのプライドですね。自分のプライドでは全くないです。「いいとこ出たんだ」、「いい仲間がいたんだ」っていうのが一番のプライドです。みんなほっといても頑張ってるんだ。

箕輪　先生が医者として一番自分の支えになっているものは何だって言われたら、何て言う？　何が楽しみでやってるとか言い換えてもいい。

林　僕なんかノンポリシーで生きてきましたからね。支えというと少し違うかもしれませんが、地域とかいろんなところで働いたのって、「地域に非常に育てられたな」という気はします。地域のおじいちゃん、おばあちゃんに、「頑張れや」って肩さすられたりとか、誤診しても助けてくれたりとか。自分が手に負えない場面っていっぱいありました。それって条件が必要で、とてもハイカラなすてきなところでは常に上級医がいるからいいやって気持ちになってしまうので絶対味わえません。自分で勉強する、自分でやらないといけないんだっていう、self-directed learning ですかね。自分で勉強するっていうのは、へき地とか回ってると、どうしてもそれを育てない限りは駄目です。今はうちの若い先生にも、大きいところでトレーニングしたら腕試しに地域へ行け、と言ってます。腕試しに行く、自分で決断する、自分で頑張るっていう経験がないと医者は伸びないと思うんですよ。自分で完結するためにはどうすればいいかって考えることが大事。

箕輪　医者として生きていく上で、そういう生き方を地域で学ぶことができた。

林　地域で学ぶことができたと思います。そういう、最後には自分で何とかしたいっていう気持ちがひとつのプライドであったり、自分を支えてるものであったりします。大学病院の総合診療部に「いろんな検査されても診断がつかない」って来る人も、正直、へき地でおじいちゃん、おばあちゃんと話したような、その人の生活背景とか、そういう話をじっくりするだけで診断がつくんですよ。なんでこんなに話をしないのって思うくらい、みんな話をしないのでびっくりです。

箕輪　それぞれが「いい医者になるんだ」っていう、そういう気持ちを持ってる連中と6年間寮で過ごした。その先輩、後輩、同輩の中で、こいつには負けたくない、あるいは、支えであったり、ライバルであったり、すごく大事にしている仲間はいましたか。

林　僕なんか、箕輪先生に声掛けてもらって、めちゃくちゃうれしかったです。

箕輪　でも、それはちょっと置いておいて。そういう支え、大切にしてきた人で、同級生、先輩、後輩で。

林　自治医大って地元に戻っちゃうと、同級生とか先輩とのつながりとか、ちょっと希薄になりますよね。人生ってどんどん変わってくんだなって感じたのは自治医大ですかね。自治医大では、寮生活は本当に軍隊みたいでした。ある意味面白かったんですけど、地域に戻ると、自治医大生って少ないので孤立するんですすよね。でも使命感があるので、熱心にやる。地元の先輩も、場合によっては悲壮感が漂ってて、「専門医になれない」、「研修できない」とかぐちゃぐちゃ言うんですよ。でも僕、地域に行ったときが一番、力になると思ってるんです。

そういう意味では、同級生はいろいろ情報交換するので、すごく良かったなと思います。箕輪先生は雲の上の人だったし、今先生も既に活躍されていました。大学の同級生も、ちゃらんぽらんなやつだったのが今ではすっかりまともなことをやったりしてます。プライマリ・ケアで第一人者になっている人もいるし、県の保健福祉部の次長をやっている人もいます。学生時代を知っている僕からすれば、「なんであんなやつがやってるんだ」という感覚ですが、本当に偉そうにきちんとしゃべれるんですよ。そういうの見てると、やっぱり同じ釜の飯を食った連中が、「それなりにきちんとやってるんだ」という驚きですよね。驚きが支えにもなってますね。

箕輪　驚きが支え。あのいい加減だったやつでも何とかなってるっていう。

林　学生のときあんないい加減なやつらが、なんでこうまともにやってるんだろう。職業が人をつくるんだなって、つくづく思いましたね。ポテンシャルが高いってことでしょうね。

箕輪　そういうふうに捉え直すわけだね。

林　やっぱりポテンシャルが高い人の集まりだったんだろうなと思ってます。だからセレクションは成功だったんでしょうね、そういう意味では。
箕輪　自治医大をもうひとつ創るって話ね。聞いて、どう思う？
林　めちゃくちゃびっくりしましたけど。
箕輪　びっくりして、こんなのリアルじゃない？
林　今は地域枠があちこちにできてしまったのでリアルじゃない。正直、地域枠の前と地域枠の後では、自治医大生の質も変わってきてるんですよ。地域枠がなかった頃っていうのは、地元に戻りたいっていう人が入学してきて、ほっといても国家試験合格にするようなレベルが集まっていました。でも、自治医大まで行かなくても地元の大学でいいやっていう人が増えたので、自治医大の偏差値も下がったっていう話を聞きました。そのあたりは、なにかしらの違いを出す必要があると思っています。例えば、毎月給料をもらえるっていう形ですね。授業料免除だけって、せこいことしちゃ駄目ですよね。
箕輪　今の話は地域枠があることを前提にした話なんだけど、それでももうひとつ創ることは価値があると思うの？
林　僕は、意識の高い人たちを育てるという意味では、今の地域枠は失敗だと思っています。地域枠で地域に一生懸命行ってる人が、あまりにも少ない。そしてメジャーを選ぶ人もあまりにも少ない。それはモチベーションの保ち方などに問題がある。
箕輪　そうなったら、全然違うものを創ることには価値があると思う？

林　めちゃくちゃあると思う。全国の地域枠やめてしまえと思うんですよ。その全国の地域枠を厚生労働省が全部、新しい自治のほうに回してしまって、給料渡すようにすればいいんですよ。そうしたら今の地域枠で入ってる人が、めちゃくちゃ競争しないと入れないですから。入学時の地域への意識も高いし、学生教育も徹底しますから、地域へ行かない人は少なくなるでしょう。そうすればレベルが高い人が集まります。ほっといても国家試験くらい合格するレベルじゃないと。ごめんなさい、ちょっと過激ですけど。本来大学生は自分で勉強するものだし、手取り足取り地域に誘導しないと行かないようなら、今の地域枠なんか意味ないですもん。

箕輪　そっちのほうがいいんじゃないかっていうくらいの意見ね。

林　地域枠の人は「地域に行かないといけないので」っていう言い方するんですよ。地域に行くことがデメリットだと思ってる人が多いんです。僕が「いや、めちゃめちゃ役に立つぞ」って言っても、自治医大だからってことが先にきます。「自治医大は義務で仕方がないから行ったんでしょ。われわれは地域枠にたまたま入っちゃったから損してるんですよ」みたいな感じの言い方なんです。

箕輪　それは違うよってこと言ってるの？

林　医者として成功するためには「そっちめちゃめちゃ得なんだぞ」って言ってます。人を助けられる医者になるんだったら、地域にわざわざ行かせてくれる地域枠なんて、めちゃくちゃ得なんだぞって言っても、まったく伝わらない。歴史がないといえばそれまでなんですけど。だから全寮制でマジョリティーがきちんと地域に行って、いい成果をあげて、評判のいい人が増えない限りはだめですね。地域枠は評判のいい優秀な医者って、まだ歴史は語ってないような気がします。

箕輪　また話は変わりますが、高久先生との思い出はありますか？

林　高久先生は僕が2年生のときに辞められたので、3年生の高久先生の授業は特別講師として来ていただいた形でした。高久先生の講義ってめちゃくちゃ簡単なんですよ。あまりにも簡単なので、血液内科になろうかなって思ったくらいです。

箕輪　そう思うくらい簡単なの。

林　めちゃくちゃ簡単で、単純だな、分かりやすいなって思いました。それで、血液内科になろうと思って教科書見たらすごく難しいんですよ。講義のうまい人って分かりやすくお話するから簡単に見えるんだなっていうのが、高久先生の第一印象でした。本当に田舎のおっちゃんが来て、「これはね」とか言いながらしゃべって、どういうふうに血球が分化してって講義してくれる。「めっちゃ単純じゃん。楽勝じゃん」と思ったら、とんでもなかったです。

箕輪　すごく分厚い本だったよね。

林　学生の気持ちをうまくはぐらかすのが上手でした。

箕輪　そういうふうに思ったの。

林　ある意味洗脳ですよね。習ってるのがあまりにも簡単過ぎちゃう。変ですよね、簡単なほうに流れようとすること自体が。

箕輪　中尾先生との思い出は。

林　僕が中尾先生にお世話になったのは留学です。カナダに留学するときに推薦状が必要で書いてもらいました。

箕輪　あれ何年目のときだっけ。

林　卒業して6年目に留学しました。だから5年目のへき地にいるときに中尾先生に「海外に行きたいので推薦状をぜひともお願いします」ってお手紙を書いたんです。いかに自分はモチベーションがあるか、みたいに自分のことばっかり書きました。今思うと稚拙な文章だったんですけど、中尾先生は何のけちもつけずに、「いいよ、頑張っておいで」みたいな感じですぐに推薦状を書いてくれました。

箕輪　すごいな。

林　あり得んですよね。普通は推薦状って知ってる人じゃないと、書いてくれないはずなのに。

箕輪　あんまり個人的な接点なかった。

林　本当にないですね。全く面識がない学生から依頼があったときに快く受けてくれるなんて、普通はないですよね。ろくでもない学生かもしれない。でもたぶん、中尾先生は学生を信じてたんだと思います。うちの学生なら大丈夫だって。そういう気持ちじゃないと書けないと思います。僕なんか、もし今、自分が頼まれても嫌って言いますもん。

箕輪　全然知らない人から頼まれたらね。

林　全然知らないやつを紹介したことがあって、ろくなやつじゃなかったんですよ。ひどい目に遭ったんですよ。

箕輪　高久先生には、さっきの血液学の講義以外に全然、接点ない？

林　実は、カナダ人になろうと思って、高久先生にカナダの病院を紹介してもらったんですけど、それはなかなかうまくいかなかったですね。バンクーバーの先生を紹介してもらったんですが、「海外のアカデミックを雇う余裕はないから」と言われました。今思うと、よっぽどコネがある以外は、向こうに飛び込んでいかない限りは無理かなっていう気はしますね。

箕輪　話は核心に近くなるんだけど、コロナの問題で一生懸命頑張った尾身先生を学長にして、第二の自治医大を創ったらどうかと思うんだけど、先生どう思う?

林　ありだと思います。尾身先生、コロナでめちゃくちゃ有名になったから、あんまり学長推薦に反対しようがなくなってる状況はあると思います。要するに、前回の自治医大学長選みたいにある学閥が足引っ張ってどうのこうのっていうのは、しづらい状況かなと。これだけ貢献した人なんで駄目とは言いづらいという気はしますね。本当に全国の地域枠のお金、全部回せば創れますよ。そっちのほうがいいような気がするな。今、地域枠の人を助けるために一生懸命やってますけど、みんなマイナー選ぶし、なんか悲しいんですよね。

箕輪　使える医者って言い方もあれかも分かんないけど、ちゃんと臨床で活躍できる。

林　マイナーが活躍できないわけじゃないですけど、時代の流れなんでしょうね。何でも診れる医者よりも、ちゃんと休みがあって、夜に呼び出されないかどうかなどのワーク・ライフ・バランスがいい職を選ぼうとする人が増えてるのは間違いないです。ただ、本当に自治医大を創るんだったら、全国にばらまいた予算を集めれば、すぐできそうな気がします。

箕輪　妄想で言うなら、一番コロナ対応で助かったのは、内閣府。昔は、自治省が自治医大を創ったでしょ。政治的には、元首相の菅さんも助けてもらったんだし、自民党政党がすごく助かったはず。だから内閣府が金を出すことを本気で考えたら、いくらでも実現可能でしょう。もっと言っちゃうと、数人のビリオネアたちが経済諮問会議から、おまえ金出せって言われたら、30～40億はあっという間にできちゃうよね。そんなストーリーは、いくらでもある。

林　でも、ビジネスマンはペイしてちゃんと貢献してるっていう結果が出ないと駄目ですよね。人を育てるのは時間がかかるから大変じゃないですかね。

箕輪　箕輪の妄想はもっと飛躍してて、世界に貢献できる数少ない医者づくりだと思うの。どこに行っても役に立つ医者。どこの国に行っても、どんな地域に行っても、ちゃんとそこで必要なことを学んで、実践することを自分に課せる。そういう人をつくりゃいいんだよ。そういう人をつくって、アジアでもアフリカでも、先進国でもどこでも派遣する。それが日本ができる貢献だよ。世界に対する貢献。

林　海外で働いてみたいっていう人はいっぱいいるから、その人たちを養成するっていうのもひとつ掲げるといいかもしれませんね。

箕輪　先生の言う、英語のできるモチベーションの高い人間の中で、そういう人間をちゃんと集めて送り出したほうが、立派な仕事できるよ。絶対できると思う。トリプルGっていう言葉はほかの7つの施設とは統一じゃないんだよね。

林　うちの病院だけです。それぞれの施設でホームページが立ち上がってます。本当にジェネラリストになろうとする人は総合診療とか救急に入ってくる人だけなので、100人いても1人か2人ですね。うちでも毎年2人くらいしか入って来ないです。

箕輪　７大学で情報交換したりとかするんですか。

林　定期的にウェブで対話はするらしいんです。らしいっていうのは、僕、センター長なのに、実務者会議からははずされているんですよ。だいたい日程が合わないということと、「林先生は喧嘩するから駄目」とか言われてます（笑）。冗談ですよ♪

箕輪　なんで喧嘩するの？

林　大々的にこんな方略をしていると学会発表すればいいと思うのに、「厚労省からお金をもらっていない大学に申し訳ないから発表できない」とかくだらんこと言うてる大学があるんですよ。成功事例をつみあげて早くから全国的に多くの大学に競争させればいいのにと思います。学生のほうを向いてやってるような方策は、どんどんやればいい。もしお金をもらってることが申し訳ないなら、お金もらってないとこにもっとお金を出すように、厚労省に進言すればいいだけです。活動してるのを発表しないこと自体がおかしい。自分たちはお金をもらっておいてねたみを受けるのが嫌だって言ってるんですよ。

箕輪　ああ、そういうこと。恨まれたくない。保守的なストーリーね。

林　話は戻りますけど、自治医大の一番の神髄は、各県に行って、自治医大の卒業生ってやっぱりすごいよねとか、頑張ってるよねとか言われることですね。ほかの病院の指導医と話すことが多いので、自治医大の若い先生がいいとか、自分の同期の自治医大の先生はこうやってやってて、評判いいんだよとか、自治医大の卒業生は教えるのが楽だねって言われたりするのがうれしいですね。箸にも棒にもかからない卒業生も確かにいるんですけど。それはあえて言わないですよね。いや、でも、もうひとつの自治医大できると面白いな。

箕輪　どこまで話が面白くなるか。うまくできたら面白い。

林　地域枠とか自治医大の土地の人を助けるための拠点って、県立病院とかにあるじゃないですか。その拠点が各地域にひとつずつあるといいと思ってます。へき地のど真ん中くらいにちゃんとした指導医がいる拠点。

例えば福井県だったら、小浜に卒業生を集めて、ちゃんとした拠点病院、拠点センターみたいな形で教育がきちんとできるところを作れば、「へき地行っても心配ないよ」ってなるんじゃないですか。「じゃあ、あそこの先輩の1人にしっかり仕込んでもらって来い」ってなったりとか。サテライトっぽくなればいいんじゃないかな。「地域行ったら損」、「教えてくれる人がいなくてすごく不安」というのが、今の若い人の気質です。こういう拠点ができれば新しい自治医大ができたとしても、へき地に行っても損するわけじゃないし、へき地でもしっかり勉強できて、専門医も取れるってなればいいんじゃないですか。僕らが苦労したところは、そこですから。9年間不安でたまらない。9年くらいすぐ終わるよって、終わった人は言うけど、終わってない人は不安でたまらないですよ。医学部に進学するような人たちは受験競争に勝ってきた人たちなので、専門医を取るのが1年遅れただけで「なんでずっと勝ってきたのにここで負けないかんねん」って思う人がいっぱいいるようです。きちんとしたサテライトセンターみたいなものができて、そこにきちんとした教員が置ければ、ふたつ目の自治医大ができたときの不安が払拭されるので良くなると思います。

箕輪　このストーリーを実現するためには、これを支えられる人物が必要だね。

林　そういう役割を担える人物は地域にいっぱいいるので、その人たちでグループを作ってもらって認定施設にしてしまえばいけますよ。そこに卒業生を集めて、そこからサテライト式にいけばたぶんいけますよ。

箕輪　いいね、そのストーリー。方略というか戦略としてね。具体的な戦略として面白い。

林　県立病院などのメジャーなところの人員も、昔からの国立大学が占めてしまってるので、人事などはがちがちに固まってしまっています。「うちの医局に入らないと駄目だ」とか言ってるとこ、いまだにあるんですよ。そういうのはやっぱりくだらないですよ。医局に縛られないのが僕らの強さなんで。

2　診療所勤務はブランドのキャリアなのだ

＜ゲスト略歴＞

今　明秀（八戸市立市民病院　院長）

１９８３年、自治医科大学卒業。倉石村診療所、大間病院などで僻地医療を５年、その後に外科医師を８年。１９９８年日本医大救急医学教室に入局し、川口市立医療センター救命救急センターで重症救急を６年間。２００４年から八戸で、一流の救命救急センターを作る活動をたった一人で開始。また、青森県へのドクターヘリ導入に尽力。八戸市立市民病院救命救急センターを国内屈指の救命救急センターに育て上げ、病院前現場出動からER、手術室、ICU、リハビリ、一般病棟まで受け持ち、軽症重症を問わず目の前の救急患者を救急医師が一貫して受け持つ新しい日本型救急システムを確立した。２０１１年からは八戸市立市民病院　副院長を兼務し、２０１７年より現職。

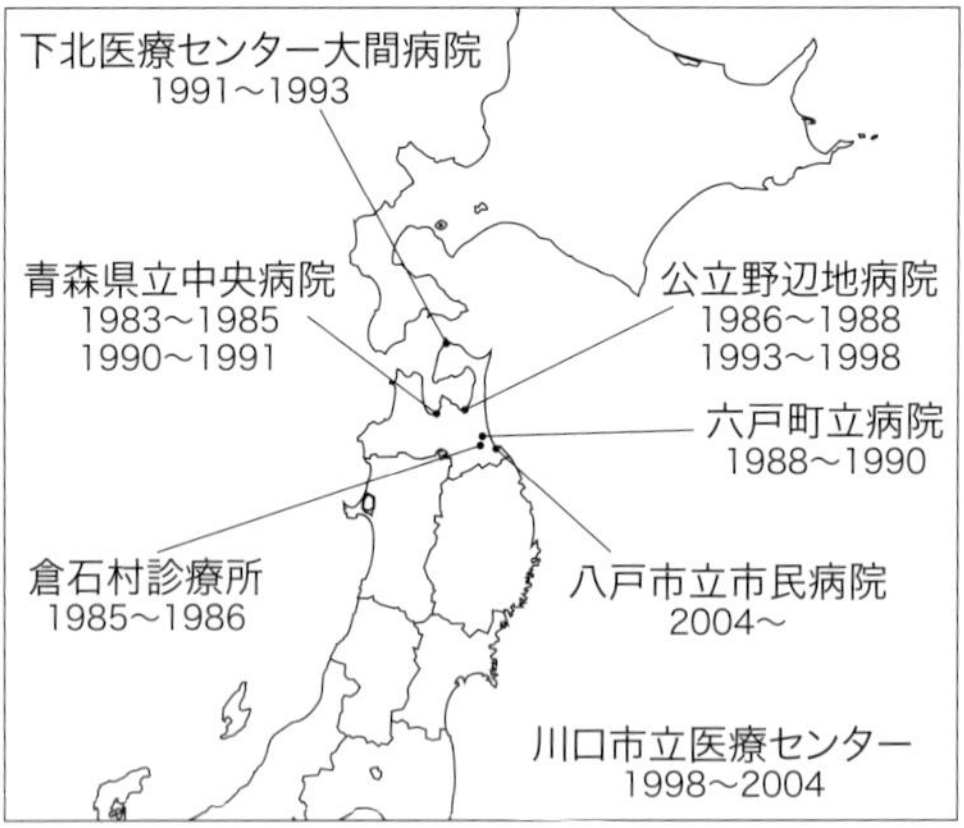

箕輪　まず、自治医大は、大学として成功だったと思いますか。

今　地域とかへき地に医者を送ることが自治医大の一番の目的だとすれば、その目的は達成されたと思うんですよね。9年っていう義務年限を有効に使って、先輩から後輩たちにバトンがわたされ、連続して、一回も途絶えることなくほぼやっている。その中にはへき地にとどまって活躍している人もたくさんいます。驚くことに開業している場所がへき地だったりするんです。驚きです。普通あり得ない。例えばこの前、熊本の天草のすごいへき地に福岡の卒業生が開業している話を聞きました。6期生の安食は愛媛県の宇和島の端っこのほうで開業している。普通、どこでも選べるなら愛媛、松山だと思います。おかしいです。開業してもへき地、そのまま残っていてもへき地っていう人がかなりの割合で存在しますよね。だから義務年限っていうものに縛られているわけではなくて、義務年限を有効に使っているんです。

箕輪　義務年限を有効に使う。

今　へき地に医者を送るという一番の目的が達成された後の大学の使命は、優秀な医者を育てることです。その方法としては卒前教育と卒後教育があると思いますが、卒後教育に関しては、大学自体はほぼ機能していません。卒業生の努力、もしくは県庁との関係で卒後教育がされてきています。県最初は県庁の卒後教育について懐疑的でしたが、今になって思えばとても魅力的な研修でした。県立病院などでローテーションをしながら2年間研修した後に、へき地中核病院に行くなど、まさに今の専門医カリキュラムみたいなものをやっているわけです。臨床研修プラス専門医の連続したものをやっている。それは今になって思えばとても良かった。

卒前教育に関しては、「われわれの武器はへき地」っていう言葉が頻繁に出ていましたよね。実態はほとんど見えなかったんですが、へき地や地域に行くためにはどうすればいいか、みたいなものを大学の授業のほかに学生が取り組んでいたわけです。われわれの世代は卒前教育も割と良かったと思います。ただ、今の人たちはどうなっているかというと、相当専門医志向になっていて、ほかの国立大学医学部とほとんど同じようなことをやっています。例えば、5年生の試験で上から10番以内に入ると、自由にどこに行ってもいい、という形。自由に選べるとどこに行くかというと、米国に行ったり、脳外科研究をする人も結構いて、それがちょっと残念です。トップレベルの人は米国に行って、2カ月だけは日本のへき地に行っているんですが、自治医大としてはトップの人はどっぷりへき地に行ってやるのが模範的なのかなと思うんです。でも、大学の教授がたぶん「アメリカの大学見てきなさい」みたいなことを言って留学を勧めるんじゃないかと思っています。

箕輪　アカデミズムに引っ張られている。

今　そうですね。学長をはじめ、教員のアカデミズム志向は、昔よりも強いですからね。

箕輪　自治医大の卒業生として、誇り、プライドはなんですか。

今　自分の修業時代、義務年限の前半と後半、それから救急の研修、そして今と、ちょっとずつ気持ちが変わってきています。研修も含めた前半のときはほかの大学の人をうらやましく思っていました。自治医大に来て損だったな、と。誇りはなかったですね。例えば、ほかの大学の研修医は外科で手術をいっぱいやっていたのに、自分は外科を2、3カ月しかやってなくて、そんなチャンスはなかった。診療所に行ったときも、「将来は外科をやりたいと思っていたのに、診療所に行ったことでキャリアが大幅に遅れて損だ」と思っていました。つまり自治医大の輝かしさはなくて、ハンディキャップのほうが大きかった。それが変わり始めたのは外科の修業を始めていた、6～13年目くらいまでの医者としてのキャリアを挽回してるときのことです。それまでの経験から内科、産婦人科、皮膚科などについてもある程度できるようになっていたので、病院で便利な人として扱われていました。

箕輪　そのとき、自分のキャリアは無駄じゃなかった、自治医大の卒業生であったことはむしろ得したのかなって思いだした。

今　もしかしたら良かったのかな、と。その時代の私を知っている指導医たちに会うと、「最初から優秀だったよ」、「有能だったよ」、「最初からほかの人とは違ったんだよ」と言ってくれます。でも、当時はあまり気が付いてなかったですね。もしかしたら役に立つのかなとか、もしかしたらあのやり方が良かったのかなくらいで確実な気持ちはなかったです。外科として専門医を取って一人前になったときに感じたのは、とにかくうれしかったんです。いろんな回り道をしたけど、わずか10年目で追い付いた。追い付きさえすれば、ここからは遅れることはないので、一緒だなと思いました。外科の専門医を取ったのと同時に地元の弘前大学の外科に入局したんですが、外科専門医取得からの年数ではなく、卒業年次で扱ってくれました。平等に扱ってくれてすごくうれしかったですね。

箕輪　遅れていたという劣等感よりも、追い付いたうれしさのほうが勝っていたんですね。

今　その後、今度は40歳くらいで救急の世界に入りました。日本医大の関連病院に行くと、みんな救急医学の3次救急しか知らなくて、そのほかの本当は大事なことは素人同然なんですよ。そのとき、圧倒的な力の差を感じましたね。3次救急の細かいことに関しては2年くらいやればマスターできます。そうすると3次救急の本場に学びに来たのに3年目にはときには指導する側になっちゃうのね。なんで指導できるかというと、3次救急の指導っていうのは3次救急が3割で、あとの7割が医学の指導です。そうすると医学的な指導はある程度できるわけで、3割の3次救急さえ身に付ければ相当頑丈な救急救命が実現できるようになっていて、どんどん充実していったような気がします。当時、日本医大の救急には木村昭夫先生と大友康裕先生という二大巨頭がいました。ほぼ同い年でしたが、到底その人たちには追い付けるはずないと思いながら地道にやっていると、何となく彼らの後ろ姿が見えてきた。彼らの後ろ姿が見えてきた頃に、日本医大の若い人たちが私のことを慕ってくれて、例えば、日本医大の教授になった横堀將司先生なんかも私のところに研修に来てくれました。師弟関係とまではいかないですが、現在もいい関係です。

箕輪　救急を学びに行っていたのに、一気に指導する立場に。

今　そんな中で自治医大の誇りはというと、当時、日本医大にいたときにこう言われました。「自治医大を卒業してへき地で副院長やって、1人で奮闘したんですよね。すごいです」と。日本医大のグループは夜間救急をやっているので、みんなが1人でやることのストレスを知っているんですよね。だから、へき地で1人で奮闘していたり、少人数でやっていたことの過酷さをみんなが知っていて、「すごいですね」って言ってくれたんです。その頃から自治医大の経歴を履歴書に大きい字で書くようになりました（笑）。

それまでは青森県立中央病院で外科を研修して、野辺地病院で外科をやってとか、200床病院のしか書かなかったんです。でもそれからは、倉石村診療所、大間病院、六戸町立病院などの規模の小さな勤務先も全部書くようにしました。日本医大の川口市立医療センターに勤務しているときは全部書くようにしていたんですが、講演や研修医むけのセミナーでも経歴を見た人が「こんなへき地に行った人だったんですね」って言ってくれました。

さらにその時代を越えて八戸に行くと、同僚は東北大学や弘前大学の成功した人ばかりでした。その中でも、へき地に行ったことをしっかりと履歴書で書くと、ほかの人にはそういう経験はないわけです。ほかの人は米国に留学したとか、そういう履歴書なのね。私はそんな経験ないから、診療所だとかを書きます。それで対比されるわけです。すると、そのときに八戸市医師会の何人かが「いや、引けを取ってない」と。

箕輪　マサチューセッツに倉石村診療所が引けを取ってない。

今　今までは米国の学校の名前が出ると格好いいなと思ったんだけれども、「いや、そんなことない。見る人が見ると、診療所とか大間病院に行ったってことも輝かしいことなんだ」とわかって、それからますます胸を張れるようになりました。

箕輪　見る人が見れば、ちっちゃい所で何年間もやってきた経験値の濃さっていうのは、すごく目にとまるんでしょうね。

今　今の自治医大の学生、卒業生は、留学したり大きな研究所に行ったりするのが格好いいなとか、将来につながるんだなとか思っているはずです。いや、もちろんそうなんだけれども、診療所に行ったりすることも同じくらいいいんだよってことを言わなきゃ駄目だと思います。なんで今、それが言われてないかというと、今の成功している人たちがそういうことをやってきてないのね。海外の大学名が成功の条件だとみんな思っているんです。でも違う。そうじゃない。診療所に行って成功している人たちは、それを大きな声で言わなきゃ駄目だよね。診療所も実は成功にとって大事なことのひとつなんだよって言ってあげないといけない。それを言うのは、まさに自治医大の卒業生の役割です。それを自治医大の本院が最近になって気付いた。それに気付いて、新しい学長が講演に誘ってくれて、隣にいて一緒にここに行こうとか、私に接触してくるようになりました。つまり、小さな病院に行って成功している人は自治医大の卒業生で、その大学の学長が自分なんだってことを示すために私が隣にいる。この構図が去年、一昨年くらいで2、3回ありましたね。学長の隣で話すわけですから、私としては自治医大の経歴にますます胸を張れるわけですね。

箕輪　話は少し違いますが、医者人生で一番支えになっていることを教えてください。

今　医者としての支えは、まず劇的救命。亡くなりそうな人を助ける技術と経験があって、それを実行できていることと、それを若い人に伝授していること、そして教育をしないといけないと思えていることとです。多くの人たちは、自分が良ければいいよ、もしくは自分はここまでやって満足したからそろそろゆっくりしようかな、ということで終わっちゃっているのに、私の場合はそれを教えなきゃ駄目なんだ、という使命感があります。その使命感を感じるところまで到達させてもらったことはとても幸せなことです。私も終わりに近いとは思っていますが、そこに使命感があるから、もっとやんなきゃ駄目だと思えるんです。そのやんなきゃ駄目だってことのなかには、楽しいことも、辛いこともあります。でも、１００人医者がいたら、使命感を持つまでに至るのは10人くらいしかいないと思っているので、その10人の中に選ばれているんだな、と思って続けています。やっぱりそこがほかの医者と圧倒的に違うところで、その使命感は年々高まっている。

箕輪　いつくらいから高くなりだしたと思う。

今　ＥＲアップデートをやり始めた２００４年、２００５年から、やんなきゃ駄目だ、と。

編集部　普通のお医者さんは自分のことで終わっちゃうところを一歩越えて何が使命感にまで昇華させたんでしょうか。

今　自分がやりたかったのはドクターヘリです。それが八戸に来た。それは救命救急のひとつの道具だったわけですが、それを継続するためには人を集めなきゃ駄目なんですね。人を集めるためのことをいっぱい考えながら行動したんです。それがまさに、さっき言った教育の使命感とほぼイコールだった。ドクターヘリを続けるためには医者が必要だけど、ただ来てくれと言っても誰も来ない。医者は教育があるから集まります。だから、教育にも力を入れなければいけない。だからドクターヘリが来てからはもう教育から逃れることはできなかった。それが２００９年ですね。

箕輪　場所を変えて、10年間大学の教官として教えてくれと、もし言われたら何をしますか。自治医大で先生の好きなように教育できる。

今　ひとつは実践。現場。例えば、ドクターカーで出動して、医者と学生の2人で現場に行って、そこで一対一でしびれることを見せてあげながら、実践させる。どうして誰もそんなことを言わないのかというと、教える人は大抵、現場から離れていて、教科書とかスライドで順番は教えられるけど、際どい技術に自信がなく、実践できないからなんです。でも、私は違います。私の場合は見せられる。教育の使命もあるので順番も教えることができます。見せながら言葉で教えると、すごく分かりやすい。そういう実践と教育を本当に一対一で、つまりERじゃない、ナースも事務もいない、そこに医者と学生しかいない一対一の緊張した場面で、1日1個でいいので見せる。そうすると相当しびれる。

学生と私、もしくは研修医と私が現場に行って、「おまえならどう思う」と一対一で問答する。外れたときにすべての責任を負って挽回する術を私が持っているのでできることです。

それから今は、医療安全でやってはいけないことが決まっていて、研修医も学生もやらないんですよね。昔はやってはいけないことが決まってなかったので、どんどん深く突っ込んでいって、いっぱい失敗したわけですよね。今は、失敗を知らないから幅がない。われわれは失敗したので、どうやったら失敗しないか、失敗したらどうすればいいかまで知ってるわけです。それはERに守られているからできないのであって、ドクターカーの場合はそれがないから結構できるんですね。

編集部　学生のときから現場を見せるのは、具体的に何年生からやらせたほうがいいとか、イメージはありますか。

今　弘前大学は1年生から来ていますよ。東北医科薬科大学の学生も来ていますが、地元の東北地方でちゃんとやんなきゃ駄目だっていう人と、やむを得ずやってます、という2種類の学生がいますね。

箕輪　その学生さんたちはいつから来てるんですか。

今　ちょうど6年前から来始めて、今年初めて卒業生が出ます。そしてうちの1人が研修医として来ます。最初は大学1年生の夏くらいに1泊2日で見学に来るみたいな形ですね。あなたは青森県班みたいな感じで6年間毎年同じ人が来るんです。受け入れる病院もそんなに多くないようです。例えば仙台市内の関連病院なんだけども、東北大学の人が強いから来ないでほしいと言ってます。彼らが来ると自分たちの症例が減ると。

箕輪　何人受け入れているんですか。

今　うちの担当は4人です。4人だけどいろんな学年が来ますね。例えば1年、3年、5年とかそんな感じかな。2年と4年は別の所に行ってるんじゃないかな。八戸に来る人は毎年同じメンバーなんです。

箕輪　来年、マッチした研修医はこれで来てた子？

今　そうですね。面接を受けたけど、登録が別だった子もいましたね。東北医科薬科大学の人で大切にしなきゃいけないので、うちは採用したんですよ。東北医科薬科大学、成り立ちは純粋ではあったんだけども、やっぱり東北大学がうまくいってる宮城県につくっちゃったもんだから苦労してます。だからそういうのを見ていると、もうひとつ創るとしたら同業者がいないとこにしないといけないなって思います。岩手県、それから鹿児島県の鹿屋が同業者から離れていていいですね。

箕輪　同じことをドクターヘリでやったら？

今　ヘリだとあまりにも緊張し過ぎているし、現場滞在時間が決まっちゃっているので、伸び伸びできない。ドクターカーの場合は割と伸び伸びできる。

箕輪　ドクターカーの一対一の理想教育とは別に、自治医大の教育で全寮制、修学資金の貸与、それからBSLが卒前教育としてありますが、この仕組みは良かったのか。

今　良かったはずなので国立大学の地域枠でまねしているんじゃないですか。国立大学が低学年から早期現場見学をしたり、大学病院以外の総合病院に学生実習を丸投げしています。以前は大学病院でやったはずなのに今は丸投げしてる。それが自治医大のやったまさにそれで、本院では卒後教育は一回もやらないで、全部、研修の病院に丸投げしてる。修学資金も地域枠で同じだし、義務年限もそうです。自治医大で成功した、もしくは学生の満足度が高かったと思っているからまねしたんじゃないですか。

箕輪　国立大学の地域枠では、大学では講義だけで、4年、5年、6年の俺たちが受けた卒前のBSLを地域の総合病院に丸投げして、卒後の臨床研修も地域に任せている。自治医大で成功した一部をまねしていても、全寮制のいいところはちょっと無理ですよね。

今　自治医大のBSLは良かった。米国の臨床研修、医学部の条件に教育の一定割合をベッドサイド、臨床でやるべきだっていうのがあって、その当時は唯一、自治医大だけがそこに達していました。地域枠ではこれから目指しているんじゃないですか。今はそれに近い形で頑張っている大学が結構あるみたいですけど。

箕輪　先生が医者として働いてくる中で、自治医大の卒業生であいつには負けたくない、あるいはあの先生みたいになりたい、後輩だけど立派な男だって思う自治医大の卒業生はいますか。

今　林寛之先生ですね。後輩だけど自分たちを圧倒的に追い越して、学問的にも人柄にも優れ、後輩先輩に慕われて、他大学の人にも認められて、学会では重鎮たちに物を教えるくらいの立場ですよね。これは素晴らしいと思ったし、そういう人に近づきたいなと思っていますね。

箕輪　中尾先生、高久先生との忘れられないエピソードある？

今　中尾先生の記憶は実はほとんどないんです。あまりにも偉過ぎて、会話するのは入学式だとか、何とか式のときくらいであんまりないです。高久先生もそんな感じだったんですが、高久先生の場合は卒業してからいっぱい接触する機会がありましたね。

箕輪　エピソードがあったら教えて。

今　比較的最近のことですが、高久先生が八戸にわざわざ来られたんです。自治医大の救急とか手術室とか麻酔科とか、いろんなことをやってくれないかって頼みに来たんです。こんな偉い方が、こんな田舎までわざわざ足を運んで、とてもいい人だなと思いました。いい人だと思った理由はふたつあって、ひとつは、業績があって大学人として活躍できる人はほかにもいっぱいいるはずなのに、私みたいに業績がない人に頼みに来た勇気です。もうひとつは、誰かに頼めばいいはずなのに、わざわざ本人が足を運んで、それで5、6時間滞在して帰っていったってことです。これはなんかすごい人だなと思いました。

高久先生自身が悩んでいることを話してくれたこともありました。普通だったらあり得ない。ただの大学の教え子で圧倒的に立場が違うはずなのに、そういう世間話をしてくれる。そうまでして私の心の中に入り込もうとしてくれていること自体が、これはいい人だなと感じましたね。これだけ差があったら、普通だったらずっと平行線なはずなのに、この平行線を近づけようとするのは、すごい人だなと思いました。

箕輪　自治医大は最初ふたつ創る話があったって、在学中に聞いたことあった？

今　いや、ないです。初めて聞きました。この前、熊本の同級生と会ったらびっくりしていました。でも彼は、「そういえばそんな話あったたな」って言っていました。彼は西日本だったから、関心があったのかもしれませんね。

箕輪　もし、第二の自治医大を創るとしたらどう思う？

今　自治医大を創る目的がしっかりしていて、もし地元の医師会とか国立大学が反対しないような作戦があったら賛成ですね。でも、条件がかなり狭められますね。今の日本に不足しているいろんな条件があると思うんですけども、そこにフィットしたらみんな拍手で迎えてくれます。でも、ほかの邪魔をしないようにしないと、「やめてください」とか言われてしまいますね。

箕輪　じゃあ、先生の感覚でいうと、あまりリアルじゃない。

今　そんなことない。実際に不足しているパーツがあります。例えば離島です。陸続きのへき地は人口減少によって必要ない診療所もでてきました。でも、離島は全然駄目です。沖縄はいいかもしれないけども、長崎も奄美も全然駄目です。あとは地方の感染症対策ですね。今回のコロナを見ると、神奈川県、東京都、札幌市などの大都市は頑張って対策していますが、地方都市は全然うまくやれてないです。偶然にも発生件数が少ないから、ほっと胸をなでおろしているだけで、都市部と同じくらいの数が発生したら困っていたでしょう。実際に、沖縄は困っていましたよね。感染症に関して全く無防備で人材もいません。

箕輪　離島の問題と地方の感染症だけじゃ、ちょっと隙間が少な過ぎますよね。

今　今は集約化がされてきていますからね。例えば、救急、外傷も、昔は大間病院でがんがん手術するのが美しい形のへき地医療だと思っていました。でも今は、「そんなとこで手術しないでください」と言われ、大きい病院に運びます。それが現代の美しい形。だから万能な医者はへき地にいらなくなってしまった。

箕輪　もし今のふたつの隙間を対象にして第2の自治医大を創るとしたら、どんなコンセプトで創る？　今先生のアイデアを実現するのにどういう仕組みだったらあり得るか。

今　まず今の医療に不足しているのは、総合診療医、救急医、リハビリ医、それに感染症医です。つまり横断的に診ることができる医者が不足しているわけですよ。その人たちを養成することは、離島がない県でも十分に需要があります。今の自治医大は総合診療医の養成はするけども、救急医、リハビリ医の養成は足りていません。圧倒的に不足している救急医とリハビリ医は、偶然にも横断的に診る科なので総合診療医と近いわけですよね。そこも一緒にやることにすれば、県庁所在地じゃない第三、第四の町にまだまだ需要があると思います。例えば、二次救急病院の救急専門医の充足率が現状は2割くらいしかないんです。一人もいないところもいっぱいあります。そこにフィットする形で養成するのは、今の自治医大卒業生の一部が目指している特殊な診療科の専門医、例えば脳外科や循環器とは違う、すべてを横断的に診る医者です。大学のコンセプトとして「あなたは将来、何やるんですか」って聞かれたときに、救急科、リハビリ科、総合診療科、感染症科しか選択肢がないようにするんです。それで、将来は２００床くらいの二次救急病院で活躍してもらったり、離島に行ってもらったりする。今までの自治医大は保健所かへき地か、専門医になるか、残りが開業医だったので、きっちりと住み分けができる。
箕輪　住み分け的には、今のものと違うものになるってことね。
今　例えば、弘前大学でリハビリ医を目指すのは学年に1人、救急医を目指すのは学年に1人、総合診療医を目指すのは学年に3人くらいしかいないんですよ。今の4つ以外にも横断的に診る診療科ってあるかもしれないので、それも含めてもいいかもしれません。小児科も横断的かもしれませんが、そこは国立大学の小児科が担当すると思うので。
箕輪　この2年間、コロナ問題で尾身茂先生が活躍しています。もし尾身先生を学長にして第2の自治医大を創るって私が言ったらどう思う。
今　そのことも何人かに相談しました。そしたら尾身先生のことを嫌いっていう人もいました。でも、たぶん8割くらいの卒業生は賛成です。首振った人は卒業生じゃない人。つまり卒業生はだいたいOKだけど、卒業生じゃない人は駄目っていう可能性があります。注意が必要だと思います。あとは時期ですね。たしか、前に箕輪先生が「革命っていうのは10年後とか20年後に結果が出ていて、結果が出たときには恐らく全国民が良かったと言うけど、その革命の最中は損する人がいっぱいいいて、そういう人は徹底的に反抗する」ってどこかに書かれていたと思います。今まさに革命の時期なわけだから、今の時期に尾身先生に対する反感はものすごく強いはずです。それは損をしている人が結構いるはずだからです。
箕輪　それに近いことを言ったよね。
今　第一の革命が戊辰戦争で、第二の革命が進駐軍で、第三の革命が臨床制度専門医制度。今、この第三の革命の真っ只中だから、損をしている人がいっぱいいるんです。だから当然、厚労省がやろうとしている革命に反対している人もたくさんいる。でも、「革命から何年か経つと、みんないいと思うから、頑張んなきゃ駄目だ」と箕輪先生が書かれていて、確かにその通りだ、と思ったんです。今もまさにそういう時期で、尾身先生が今やるとしたら反対する人も必ずいます。でも、5年後だったら反対する人が少なくなっているかもしれない。

箕輪　なるほどね。そういう配慮だね。ソフトというか、別に俺でもいいってことだもんね。

編集部　とりあえず最初だけ立ってもらう先生ってことですよね。

今　そう。最初は大きな力はなくとも、反対が少ない人に。

編集部　すごい称賛は受けずとも、反対されないっていう人。

今　その人のときに第2の自治医大を創ってもらって、その後で時期をみて尾身先生がぱっと出るっていう戦略です。新たに大学を創る構想は具体的なものがないとみんながわくわくしないですよね。例えば場所です。場所の候補地として3つ考えてみました。まずは沖縄です。那覇であれば交通の便がよく、明らかにへき地であり、そして今回のコロナで大変な思いをしています。また、沖縄は多くの離島を抱えているので適当だと思ったんです。でも、よくよく事情を聞いてみると、沖縄の離島の診療所はほとんど人が埋まっているんです。現状うまくまわっているので、沖縄は候補地としては駄目だな、と。

次に考えたのは奄美大島です。奄美大島は大歓迎だと思います。でも、奄美大島に大学病院ができても、心臓外科の手術も必要ないし、ちょっと駄目かな、と。そこで、同じ鹿児島県の大隅半島鹿屋市。人口30万です。自衛隊の基地がある場所ですが、鹿児島大学から距離があり、住民からは不満の声も聞こえます。長崎鼻のほうは頑張って対応しているようなんですが、佐多岬のほうは全然手が回っていないようなんです。だからここならいいんじゃないかと思いましたね。ある程度人口も多いし、周辺に診療所もあるし、さらに奄美大島とも連携できれば世論は取れると思います。偶然にも、当初の第2自治医大で候補地となっていた西日本ですしね。

箕輪　へき地ってことね。

今　そうです。鹿児島大学の卒業生の配属先は多くが鹿児島市です。だからあえて鹿児島県のはじっこのほうを選んで大学病院をつくるといいんじゃないかと思います。自衛隊の基地もあるので、うまく連携して飛行場も整備してもらえばアクセスもぐんとよくなります。

最後に、西日本じゃないけど岩手を考えました。岩手には岩手医大しかなくて、岩手県民が医療的にすごく困っているのでウェルカムです。岩手医大に入学してくるのはほとんどが開業医の息子さんで、医師免許をとったら地元に戻ってしまうので、岩手に残る医師は少ないです。岩手医大は盛岡にあるので、東日本大震災で大変だった沿岸部の釜石とかに医学部を創れば住み分け的にも全然OKだと思います。自治医大の岩手出身の卒業生をみてもすごく地元愛が強いので、需要はありそうです。

箕輪　そうだね。最初は東西と言っていたんだけど、コンセプトが明確であれば、西日本にこだわる必要はないかもしれない。

今　医師の人口は西日本が圧倒的に密度が高くて、西日本に創る意味があるのかどうかが疑問です。

医療は西高東低だから東日本のほうがまだまだ不足してるんじゃないですか。

箕輪　東を厚くしたほうが日本全体としたら理にかなっている。

今　そうすると一番不足しているのが、岩手県。

箕輪　妄想をすると、前首相の菅さんは尾身先生が国民の矢面に立ってくれてお世話になったんだから、内閣府から経済財政諮問会議の主要なメンバーの大金持ちに要請して数十億ずつ出してもらえば、第2自治医大を創るくらいできるんじゃないかと思っています。自民党の主たる政治家がその気になったらいくらでもお金の面はクリアできると思います。

今のストーリーで自治医大の先生でちゃんと志のある人。それから沖縄中部病院が育てた岩田健太郎教授、徳田安春先生、あとは藤谷茂樹教授（13期　島根）などのすごく教育熱心な人を集めてやれば、従来の地域の大学の手あかの付いてない人たち、優秀な教員を集められる。

今　でも、妄想じゃなくて、みんな賛成してくれますよ。

箕輪　面白いよな。

3 隠岐というフィールドが育ててくれた

〈ゲスト略歴〉

白石　吉彦（島根大学医学部附属病院　総合診療医センター　センター長）

１９９２年自治医科大学卒業。徳島大学病院、徳島県立中央病院で初期研修。徳島県内の病院、診療所勤務を経て１９９８年島前診療所（現隠岐広域連合立隠岐島前病院）に赴任。２００１年より同病院の院長を務める。２０２１年４月より現職。

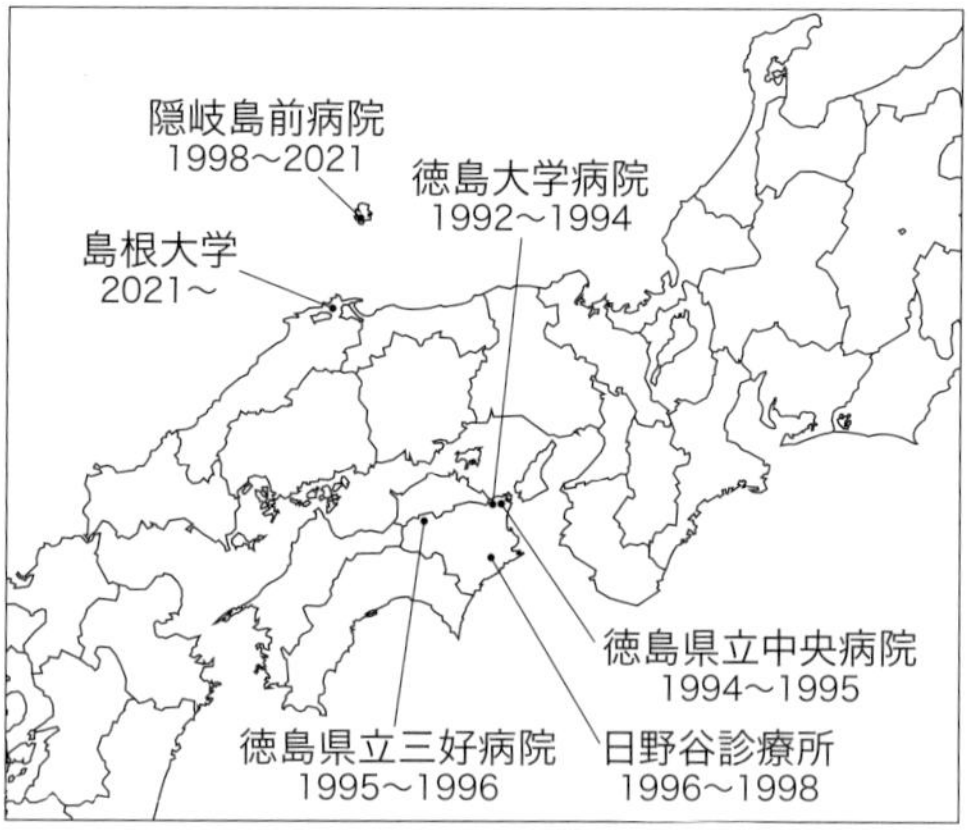

箕輪　白石先生ご本人は、自治医大は成功したと思っていますか。

白石　成功したんじゃないですかね。どこまでをもって成功とするか、黒か白かじゃないと思いますが、合格点か不合格点かで言ったら、圧倒的に合格点じゃないかと思っています。

箕輪　それはどういう点で？

白石　僕を育てたから（笑）。人が育ったかどうかってかなり大事です。僕も自分だけで育ったわけではなくて、僕はやっぱり地域医療という意味ではたった2年間ですけど、10期生の浜田邦美さんと一緒に徳島の山の中で地域包括ケアをやったことが大きかったです。浜田さんは思った以上に世に出てこなかったんですけど、僕を育ててくれたっていうのはすごく大きかったですね。浜田先生は5つ上ですね。日野谷診療所っていう所です。

箕輪　同窓である浜田先生を育てて、白石先生を育てたから、自治医大は成功だった、と。

白石　そうですね。一人のカリスマを作るだけだと意味がないですけど、拡大再生産っていう形で、浜田さんが僕を作った。僕は初期研修の2年間は徳島市内にいて、3、4年目を２５０床くらいの病院に行って、5、6年目を浜田さんと一緒に働いたんです。それで、7年目から隠岐に来て、それからずっと隠岐にいるんです。隠岐に来るまでの6年間のいろんなことがあって、隠岐にずっといるけど、腐らずに続けていけています。普通、島に20年以上もおったらもう駄目なやつだと思うんですけど、やっぱり患者さんの声に耳を傾けつつ、仕組みをつくることも考えながら、若者が来たら若者からも吸収して、現場のニーズにとにかく応えるように、と考えている。進化をし続けるっていうことができているんです。実は島根では、僕より上の人って自治医大の卒業生もほとんど地域に残ってないんですよ。僕が若くして院長になったのは、そのポジションにふさわしい先輩は来ない、本来、島根県の中で島前っていうここの場所が、一番、医者が居着かない、来ない場所だったからなんです。でも、僕が23、24年いる間に、僕の下に来た自治医大のやつらが、平均して3、4年残ってくれるようになっています。島根の隠岐島前病院の卒業生が、義務年限が終わっているのに岡山とか広島との県境の50床、100床の病院に喜んで行ってくれているんですよね。なんなら5年後の院長狙ってるぜ、みたいな。そういうのは僕より上の人たちにはいないんですよ。

箕輪　進化をし続けて、拡大再生産を続けているんですね。

白石　そういう意味で、僕も浜田さんに育ててもらった代わりに、僕がここにいることによって、ここにいる住民や職員の協力で育ててもらっています。島前自体は僕が目に付くいろんな物事を既に解決しちゃっているんです。でも、ほかの地域では問題山積みで、やったらやっただけ評価に繋がることがいっぱいある。今、奥出雲病院の遠藤先生、それから飯南病院に角田、竹田、邑智病院に酒井、板持、津和野にまだ義務年限内なんですけど、濵崎というのがいます。今年ここから卒業していく木田川っていうのもいます。こういうメンバーが地域の本当の面白さを分かってやってくれている感じですね。そういうふうに拡がっていけてるっていうのは、仕組みとして成功だったんじゃないかなって思います。

箕輪　今の話、とっても素晴らしいです。それでは、自治医大の卒業生として先生にとっての誇りはなにかしら。

白石　僕、14期生で入って、あまりにも均質性のところにすごく違和感があって、1年ドロップアウトのために中国行って、15期で卒業しているんですけど、14期生って、箕輪先生のように、1期生、2期生、3期生とかが大学に帰ってきて、地域医療の熱い話をオフィシャルだったりノンオフィシャルだったりで、どんどんシャワーのように浴びせ掛けてくれたのがすごく大きかったと思うんですよね。14期生って、杉田とか新保とか竹内とか、ああいうのがいますけど、いわゆる臓器別専門のところではあんまりみんな偉くなってないですね。変な話、学問的に既存の医学の枠組みで捉えたときに、あまり偉くなってないですけど、地を這うようにみんな頑張っています。僕自身あんまり勉強好きじゃなかったし、学校もあんまり行ってなかったんですけど、だから逆に、いわゆる志とかそういうのがないんですね。奥野先生も確か「地域医療に志はいらない」と言っていたと思うんですけど、僕も完全に同感で、こうしてやりたいとかいう思いがあればあるだけ、やっぱりぶつかるところがあります。

箕輪　話は変わりますが、医師会向けにFASTをやらせる実習があって、受講者も年配の先生が多いんですけど、その中に整形外科医がいたんです。つい数年前までは、整形外科とか耳鼻科の先生はエコーってほとんど触ったことがなかったみたいなんだけど、その整形外科医の先生の話では最近は「もう今、整形外科の外来はエコーですよ」と言っているらしいんです。これは白石先生たちの活動が功を奏したんじゃないかと私、思っています。

白石　島にいて感じるのは、実際には整形外科で完結しないことのほうが多いんです。手術になるのはそもそも1000人に1人くらいしかいなくて。それも必ずしも成績がいいわけじゃない。そういう状況の中で、こぼれ出る人たちも僕らが全部診ているんですが、やっぱりちゃんと痛みは取ってあげたいと思って、2010年くらいから本格的にそういうことを始めたんです。

整形外科医に拡がったのは2016年だったと思います。皆川洋至先生（12期　秋田）が整形外科超音波学会の会長を秋田でやられたんですよね。たぶん1000人くらいの参加者のうち、総合診療医はほとんどいなかったと思います。整形外科の中でもエコーを使うマニアックな人たちが1000人も秋田に集まるって、普通はあり得ないんです。そこで皆川先生の企画で、特別講演とか教育講演を整形外科医には一切しゃべらせなかったんですよ。僕が1日目のランチョンで、一緒にやっている仲間の弘前大学の小林先生が2日目のランチョン、モーニングレクチャーは、秋田の消化器の先生が講演していました。皆川先生からのメッセージとしては、「おまえら、とろとろしとったら整形外科医以外にやられちゃうぞ」っていうPRだったと思うんです。

箕輪　なるほど。かなり強烈なメッセージですね。

白石　そのときに、いわゆる昔で言うところの筋膜リリース、今で言うところのファシアハイドロリリースっていうものを、1000人の整形外科医に対して講演で上手にしゃべるんですよ。本当に1000人スタンディングオベーションくらいの勢いでした。エビデンスレスですけど、かなりのインパクトをもって発信していました。

その頃は賛同してくれた企業と一緒に講演やセミナーをたくさんやりましたが、講演だけ聞いてもなかなかできるようにならないんですよね。それで、ハンズオンでエコーを10台ぐらい用意して、30～40人くらいを相手に描出練習みたいなことをするのが、結構忙しかったですね。ただ、僕がやりたかったことは、へき地、離島の総合診療医が運動器を診るのが苦手なので、武器を与えてあげることだったんです。運動器系の患者さんはいっぱいいるんだけど、へき地だとそもそも整形外科への紹介にハードルが高く、紹介してもそんなに満足度が高くないという状況があったので。でも、東京でセミナーとかしたら整形とペインの開業医さんばっかりで、ちょっとやりたいことと違うぞ、と思って、２０１７年にはもう封印して、仕事を断り始めました。各県の自治医大卒業生の研究会とかには行くんですけども。

箕輪　日本で本気で整形内科を言い始めて、総合診療医に武器を与えることを隠岐の離島から始めた人がいたというのが、自治医大魂だったのが衝撃でした。在校していたとき、勉強だけじゃなくて、全寮制であったこと、各県の選抜で全国から来てたこと、あるいは、早期からのＢＳＬなど、自治医大の6年間の教育の特色っていうのは、大学の教育として誇れるものであったと私は思っているんだけど、その辺についてはどうですか。

白石　僕みたいなやつでも、ちゃんとまともな医者にしてくれたっていうのは、すごく大きい。自治医大に入ってよかったなと思うことは、ふたつあります。ひとつは全国から集まっていて、北海道から沖縄まで友人ができたこと。もうひとつは多様性です。入学時の偏差値でいうと、東京出身の子と宮崎、徳島、島根とかから入ってくる子では15くらい差があると思うんですよね。普通の医学部では同じような偏差値の人たちと学ぶので、偏差値が10も15も違う人たちと一緒に勉強することはないと思います。これは多様性という意味ですごく良かったと思います。本当に賢いやつがいるってことがわかった、みたいな。一方で、みんな結構いい子になって、毎日寮と大学を行き来して、クラブは毎日合宿みたいなものだし、彼女は女子学生か看護学生みたいなところはちょっとマイナスポイントだと思います。もうちょっと社会の多様性みたいなところを学びたかったんですよね。僕はかなり課外活動をいろいろやっていました。オートバイのレースをしたり、山崎パンにパン作りに行ったりしていました。それでも物足りなかったですね。それで休学してとにかくどこか外に出たいとすごく切実に思っていましたね。

箕輪　白石先生が型にはまらない、バイタリティーと個性のエネルギーを持っていたということですね。自治医大は各県からいろんな人が来ることとか、寮の中で先輩も後輩もちょっとはみ出した人も平気で一緒の場にいられるというメリットがあった。それと同時に、そういう受け皿としての自治医大は、どうしてもみんなが同じ方向を向いちゃうマイナスはあったかもしれませんね。それでもうひとつ、卒前のことも卒後のことも含めて、医者として一番大きな、自分の医者としての支えになったものはなんですか。

白石　それは隠岐っていう場所ですね。僕が赴任したときは、外科医、小児科医が鳥取大学から派遣されていましたけど、どんどん引き揚げていって、結局、総合診療医のみでやっているっていう状況になりました。ＭＲＩがない中で、何とかここの医療ニーズに応えたいっていうところで、整形内科もある意味ガラパゴス的に進化したっていう部分があります。その内科的なこと、外科、小児科以外の全てのことをやる中で、患者さんの信頼を得ながらいろんなことをやっていた流れがあったので、外科医がいなくなるっていうときも全然、騒動になりませんでした。

箕輪　場所が支えになった。

白石　実は最初に「1年行けよ」って言われて島前にきたとき、その1年目でもうヨットも買ってしまっていたので「山に転勤しろ」って言われたらどうしようかなと思っていました。「もう1年おりたい」と、恐る恐る聞いたら、「どうぞどうぞ、好きなだけおってくれ。誰も行くやつおらんから」って言われたので、「よかった」と思いつつも、こんなに良い場所でやりがいもあるのに、なんで誰も来たがらないのかな、とも思いました。その頃まだ島根に総合診療っていう考え方が全くなかったので、このフィールドはすごくいいって思いました。

3年目の2000年が介護保険の導入だったんですよね。介護保険の導入は、地域包括ケア的なことをやっていたので、現場でどうダイナミックに変わっていくかっていうのを見たかったんです。さすがに3年おったら、次に代われって言われると思っていたら、「院長やれ」って言われたのが34歳のとき、ここで4年目になる年でした。最初は、院長とかそんなことしたくないし、できないし、経営の仕方とかチームビルディングだとか、例えば労務管理のなんとかとか、そんなの全然知らんし、興味もないし、総合診療医として腕を振るえるからいるんだよっていう話をしたんですけど、「おまえが一番長いから、おまえやれ」って言われて、それを「はい」って言った瞬間からマインドセットが変わりました。学会の上納金を払っても自分がやっていることの担保はしてくれてないので、入っていた学会全部やめたんです。

箕輪　大きな決断でしたね。

白石　代わりに1年に1回、もしくは2年に1回、自分ができないけどできるようになれば島の人たちがハッピーになるっていう手技系のことを勉強に行くようにしていました。院長だから自分で何でも決められますからね。運動器のエコーとかもその一環ですね。例えば、総胆管結石の患者さん、めっちゃ多いです。僕、もともとは診療所で働きたかったから、ＥＲＣＰとか興味がそんなになかったんです。でも、ＥＲＣＰを応用したＥＳＴで石が取れれば完結するので、ＥＲＣＰの研修に行ったりしました。泌尿器骨盤外科の倉澤剛太郎（15期　神奈川）のところに勉強に行ったりとか、手技系の勉強にはずっと行っていました。

そういうのを一個一個できるようになって、患者さんにやっていくと喜んでもらえます。一見良かったけど、「あの後また痛くなって大変だったよ、先生」って怒られながら、「ごめんごめん」とか言って、「今度ちゃんとやるわ」とかいう感じで、隠岐というフィールドがすごく育ててくれました。その育ててくれたことを、きちんと自分のところに来てくれた後輩たちに教えます。だから島前病院の卒業生、みんな胃カメラ・大腸カメラが普通にできるんですよ。小児科も運動器も診られるんですよね。もちろん内科全般のことは一通りできます。そんな総合診療医、集団としてはほぼいないと思うんですけど、島前病院の卒業生はみんなそうなんです。それが島根の、しかもかなり周辺的なところに点在している自治体病院で働いてる。自分しかできないんだったら、特殊な人っていうだけですけど、ちゃんとそれを伝えて、拡まっているっていうところが、正しい道の証明だと思っています。ほかに診療科がないだけに、地域の本当にピュアなニーズが感じられるので、それに対してしたことが、うまくいったことも、うまくいかなかったこともフィードバックを得られるので、臨床医としてガンガン成長したっていう感じはしますね。

箕輪　鳥取大の専門医たちが隠岐から引き剥がされちゃって、でもその住民のニーズに応えるために、自分が白紙に絵を描けた。十分にやっただけじゃなくて、後輩に伝えることもできた。そういうことはとても誇りであると同時に、そういうことをやれたこと自体が自分の支えにもなっている。もし、そういう先生が自治医大に、明日来て、おまえ好きに教育していいって言われたら何する？

白石　それに非常に似た感じのことが、今、起こっています。僕は34歳で院長になって、そこから10年くらいたった45歳のときには、誰も医者が居つかなかったところにぱらぱら医者が来るようになりました。そうすると、「隠岐は白石がやってるから」とか、「白石はカリスマだから」とか言われるようになってきて、「これは、まずいな」と思いました。僕がやっているのは、仕組みづくりと仲間づくりで、多少、口は上手かもしれないけど、能力もたいしてありません。それこそ世の中的に言うと、博士論文、英語論文ももちろん書いてもないし、専門医も持っていません。学会全部やめてますからね（笑）。その一般の仕組みじゃない中で僕がやってきた、島根の中で一番人が集まらない、医療者を確保できないところでいかに人を集められるかという取り組み。逆に隠岐でうまくいけば、日本中どこでもできるんじゃないかと思っていました。ただ、そのためには僕じゃなければできない、では駄目なんです。実は45歳くらいのときに、55歳で院長を辞める決意をしていました。島根県庁の4期生の木村清志先生と、その当時の町長には、「僕、55歳で院長辞めるから」と宣言しました。仕事はするかもしれんけど、院長は辞めるっていう話をして、そのときに県に年金と退職金の計算してもらったら、びっくりするくらい少なかったんです。55歳で辞めると、退職金は2500万くらいでしたが、65歳でもらえる年金が15万いかないんですよ。これはとても食っていけない、もっと働かないといけないな、と思いました。うち子どもが4人いて、しかも、みんな中高一貫の私立に行ってますから。もう大学は国立じゃないと行ってくれるなと言ってあるんですけど、そんな中でもうちょっと仕事しないといけないと思いました。

箕輪　それは、もう少し稼がなければいけませんね（笑）。

白石　とにかく、次の院長に譲ったときに僕がずっといたら、やっぱりやりにくいから、週に1回とか2回は本土の困っている診療所を手伝いに行こうかなと思っていました。ちょうど2021年が55歳になる年だったんです。そしたら、島根大学が、厚労省の総合診療力を何とかする補助事業みたいなので採択されて、年間5000万くらいお金下りるんですよね。僕にそこで教授をやってくれんかっていう声が掛かりました。そんなの僕は全然興味なかったので、僕が育てた後輩たちをそこに行かせようと思っていたんです。当時、「こいつに行ってもらいたい」と思っていたやつに頼んだら、家庭の事情でどうしても難しいということだったので、じゃあ、つなぎで僕が行こうかなと思って、来たという感じです。今、着任して8カ月くらい経ちました。

箕輪　大学に着任して、どんな取り組みを？

白石　着任したときに何を考えたかっていうと、（専門医の資格など）なんにも持ってないけど、「教授になれ」、「総合診療センター長をやれ」って言われたんですが、「嫌だ、教授になんかなりたくない。ただ、センター長にはなったほうがいい」って思ったんです。実は、島根大学の内規だとそれはできないみたいだったんですが、「内規だったら変えてくれ」って言って、無理やり客員教授に格下げしてもらいました。その心は何かっていうと、現場を残したかったんです。自治医大でも同じだと思うんですけど、今の高度専門化した医療の中で、大学で総合診療医の魅力を伝えることは、相当難しいですよね。必要性はみんな分かっていても、学生にそれが伝わるかっていうと非常に難しい。やっぱり、外の医者が大学で教え、学生を外へ連れていくっていう仕組みをつくらないといけない、と感じていたんです。

箕輪　仕組みづくりというと、具体的にはどんな?

白石　例えば、震災支援とかもそうですけど、何が来るか分からない状況で、公衆衛生的なことも考えなきゃいけないとこに放り出されたときに、自治医大の卒業生はみんな圧倒的に仕事ができるんですよね。だけど、そういう環境は大学にはありません。僕が本当は月から金まで1枠のところを、木金だけ行き、月火水は、それぞれ別の病院の先生に来てもらう形にします。そうすると、5人の医者が病院勤務として関わることができています。彼らには週に1回分しか給料払ってないけど、それぞれの医者は毎日総合診療の育成について考えるじゃないですか。それで、バーチャルオフィスを立ち上げて、ミッション、ビジョン、クレドなどをきちんと明確化して、ネット上で共有しています。今はSlackを一番使っていますが、いわゆるガントチャートみたいなものを、オンライン上で見ることができるような形を組み上げています。それで、ちょうど島根大学では新カリキュラムの入れ替わり、4年生から5年生になるタイミングのところで、症候学37症候、1コマ60分っていう授業を、「完全にうちが請け負います」って言って総合診療センターで請け負ったんですよ。臓器別専門医の人たちって、そもそもそういうことは得意じゃないし、田舎の国立大学の臨床の教員って忙しいし、教育熱心な人はほとんどいない。だから、教務課長、教務委員長も、もうお願いしますっていう感じだったので、すべて請け負いました。

箕輪　すべてを請け負うのはかなりの負担ですね。先ほどいった5人の病院メンバーで分担して授業をしたんですか？

白石　普通だったら5人の病院メンバーが1人7コマずつくらいやらないといけないんですけど、違う形をとることにしました。4年生が37症候なので、2人か3人のグループを作って、彼らにスライドを作らせて、同級生を相手に発表させる形にしました。ただ、そのままだと、ろくなものにならない可能性があるので、5年生に時給900円でチューターやってくれる人いませんかって募集したら、半日くらいで6人の手が挙がったので、それぞれ担当に付けて、スライドの作り方とか教えてもらいました。なかには予行演習とかまでしてくれたやつもいましたね。

それで、60分の授業のうち30分は5年生の監修を受けたプレゼンを4年生が同級生相手にして、そこに病院メンバーとは別に地域の総合診療医に来てもらって、プレゼンを聞きながら、「今の鑑別診断で実は一番大事なのは」とか、「臨床で僕はこんな痛い目に遭いそうになって」とか、そういう臨床の話をしてもらうっていう形で37症候やりました。これが想定以上にうまくいったので、6人のチューターに特上のうなぎを取って食わしてやりながら、「君らはよくやってくれた。それでもう大成功でした」みたいなことをしました。

箕輪　素晴らしい取り組みです。

白石　その授業をうけた4年生が2月の末から4週間、地域実習っていうのに出るようになるんですよ。今までは島根大学の地域実習って2週間で、しかも松江、出雲以外のどこでもいいみたいな感じで、開業医さん、精神科の病院、あるいは整形外科に行ったりとかで、全然、総合診療とか地域医療じゃなかったんです。それを勝手に全部奪い取りまして、総合診療医が総合診療をやっている17カ所だけに絞って、その内容のコントロールを勝手に僕がやっているんです。11人が1カ月、地域に出ます。それが毎月続いて、1年かけて全員が回るんです。それをどこでもいいんじゃなくて、きちんと総合診療医がやってるところに送るっていうことと、大学からの配信も、例えばプロフェッショナリズムみたいなことを医学部長にしゃべってもらったり、カルテの書き方だったりとか、地域で頑張っている人たちに家庭医療系のレクチャーをやってもらいます。それで、僕が医学生のフィードバックをしながら、最終日は全員集めてみたいな感じのことをします。

箕輪　学生が行く医療機関はどうやって決めるんですか。

白石　17医療機関の学生に向けたプレゼンで決めます。オーラルでやると長引いて学生が飽きてしまうので、それぞれの医療機関には3分間の渾身の紹介ビデオを作ってもらいました。しまね総合診療センターのホームページにそれも全部載せています。本当は、実習に行く2カ月くらい前に、学生さんたちにどこに行くかを選ばせようと思ったんですけど、そうすると不人気の所には行かないじゃないですか。17医療機関で11人なんで、自動的に6箇所に欠員ができます。すごくやりかったんですが、今回は旧カリキュラムの6年生と新カリキュラムの学生がかぶるので、学務課から「ちょっと今年はやめてくれ」って言われてしまったので、今年は1年分、こちらで決めないといけないですね。

箕輪　とてもダイナミックで、自治医大の本体でそれをやったらどんなにかすてきな学生が生まれるかと思うくらいのいい教育で、うらやましい限りです。とっても生き生きとしていていい話。白石先生は、中尾先生、髙久先生のことって思い出はありますか。

白石　僕、中国に1年行こうと思って、休学しようとしたんですが、自治医大ってなかなか休学させてもらえないじゃないですか。それで、漢方の本3冊くらい読んで、その当時、自治医大は漢方の教育がなかったので、「へき地で頑張りたいので、慢性疾患に寄り添うために漢方の勉強に行きたい」と言って、休学を申し出たんです。半分くらい嘘ですけどね。本当は中国じゃなくてもどこでもよかったんです（笑）。でも、教授会で認められなくて、英語の鈴木伝次教授から「白石、認められんかったぞ。こういうときにはどうするか知ってるか。まず、トップを押さえるんだ」とか言われました。学長に学生が面談申し込むためには、まず自分の思いを手紙に書いて、秘書さんを通してアポを取る必要があります。その時のこと、本当によく覚えているんですが、中尾先生にアポを取って、中国に行きたい理由を説明したら、「白石君、世の中の大きな流れを見てきなさい」って言われたんですよ。中尾先生、本当にすごいなって思いました。多分、僕の嘘なんて見抜かれていたと思うんですけどね。

箕輪　ほかの先生方の話でもありましたが、中尾先生は学生のことを信じていたんですよね。

白石　僕、中国に行ったときに、30カ国60人の、主に発展途上国の医学生と一緒に寮で過ごしたんですけど、半年間ブルガリア人とルームメイトでした。しかも、中国語で会話しているという不思議な感じです。ちょうどそのときに天安門事件が起こったんですよ。それで、同級生の女の子が2人、北京から帰ってこなかったですね。それは触れてはいけないことになっていましたけど。冬休みには国費留学生だったルームメイトのブルガリア人はすぐに帰ったんですけど、「遊びにおいでよ」と言うので、2月の春節にシベリア鉄道に乗ってブルガリアまで行きました。その途中、ルーマニアも通ったし、ソ連の崩壊直前みたいな時期でした。すごく良い経験でしたね。
天安門事件のときは、完全に報道統制がされていて、情報がほとんど入らなかったですが、短波のラジオでNHKも聞けたし、BBCとかも聞ける中で、アフリカの医学生と「BBCは2000人死んだって言うけど、NHK、何て言ってる?」みたいな話をしていました。そういう意味では究極のダイバーシティに触れたというか、「こいつらみんな医者になるんじゃん。日本に帰って普通に教授のもとでちゃんとステージを1個ずつ積んでいってみたいなことをしなくても、医者って生活できるんじゃない」っていうのは、すごく思いましたね。

箕輪　すごく素晴らしい。高久先生の思い出ある?

白石　震災の支援、東北の震災のときに、古屋さん(10期　山梨)と一緒に、次の日には動いたんですけど、大学が全く動いてくれなかった。そのときに分かったのは、自治医大って東大の大学だと思っていたけど、官僚の大学なんですよね。総務省の大学。高久先生は当時、「行け」って言ってくれて、尾身茂先生も応援してくれたんですけど、結局教授会で、「なぜ君たちがそこに行くんだ」みたいな話になったみたいで、認められなかったんです。そりゃあ、行くに決まってますよね。自治医大の卒業生と連絡が取れないいんですからね。あそこで高久先生がもう一押ししてくれたら、古屋さんと2人で自治医大って書いた救急車で東北に行けたのにな、と思った記憶はありますね。

箕輪　中尾学長が「東西にふたつ創る予定だった医大のうち、東の自治医科大学を創るのは私の仕事だ」と話されていたことは聞いたことあった?

白石　いや、知らないです。

箕輪　もしそんなことがあったとしたら、どう思う？

白石　今、新しく医大なんかできんって言われていましたけど、ふたつできたじゃないですか。僕は地域枠を作る前にそれをやるべきだったんじゃないかなっていう気がしますね。大学に関わるようになって、約９０００人の受験枠がある中の１８・２パーセントも地域枠だと知りました。つまり、１８・２％の人が何らかの義務を背負っています。これ結構な数ですよね。

島根の場合も大体、学部で多少ずれはあるんですけど、地域出身の人の地域枠が10枠、県内定着枠が10枠あります。これは松江、出雲でも東京からでも受験できるっていうやつですね。その子たちは、本来は受験前に地域の医療機関で5日間の医療体験実習をするっていうことになっているんです。その経験をもとに面接に向かうっていうことなんですけど、実は去年コロナでそれできてないんですよね。だから、体験実習なしでそのまま試験に入る。そうすると当然、東京の予備校に通っている子のほうがテストの点数が高いに決まっているんですよね。１８００点満点のうち、１０００点がセンター試験、２００点が小論文、６００点が面接点ですが、オンラインで面接をしてもたいして優劣付けられないですよね。

箕輪　たしかに、その状態だと差がつかず、テストの点数が高い学生だけが入学することになってしまいますね。

白石　それでは、島根（の地域医療）としては絶対駄目なので、今年は「もう俺がやるから、やらせろ」って学務課に談判しました。島根県内の僕が仲良くしている11医療機関が協力してくれて、オンラインで例年の体験実習に相当するものを実施しました。例年受験生は20人ちょっとなんですけど、今回は51人応募がありました。51人全員に11の医療機関で、診察風景、往診、病棟、老人ホームなどを見てもらいました。医療機関にぜひ入れてほしいとお願いした項目は、コメディカルとの対談です。それから地域住民との対談も入れてもらうようにしました。1医療機関5人ぐらいだったら、オンラインでもひとつの画面上に顔が出るじゃないですか。例えば、午前中の外来が3時間ある中で1時間半ほど見学をしてもらいます。実際そこに登場している医者は患者さんの対応をしているので、学生に向かってしゃべれないから、チャット上で別の医者が、「今、なんであんなこと言ったか分かる?」、「ACPって言ったけど、何か分かる?」とか、受験生とやりとりします。1時間半外来を見せたら、1時間くらい振り返りのセッションを設ける形でやったんですけど、かなり良かったんです。

箕輪　受験生のうちから実際の臨床をみせる。医療機関側からの反応はどうだったんですか。

白石　その地域の医療機関にしてみたら究極の青田刈りというか医師勧誘ですよね。地域中の医療機関をネット上でつないで、例えばGoogleフォームとかで、うちはこんなアンケートで工夫しました、というのを共有したりとかする中で、全県下を巻き込んでいい感じでできたんです。それを僕らが2日間丸々やると、事務長とかでも絶対あの子にはうちに来て欲しいみたいな評価がかなり明確につくので、それを持って面接に向かうという形にしました。

実際に面接してくれた大学の教員や県の担当者も、「今年は受験生のしゃべることが違った」と言っています。やっぱり、今までのただ付いてきて見学しているだけと、今回みたいにオンラインだったけど2日間、かなり濃厚に、丁寧にフィードバックをするのとではぜんぜん違う。最初は、東京の子が賢いこと言うんですよ。そうすると、だんだんと田舎の子がそれに触発されて2日間で育っていく感じがすごく面白かったですね。高校生で総合診療、地域医療に興味があるとか言ったって、現場を見たことはありません。それが、解説付きでリアルに見て、自分の感想とか言うやりとりはすごく良かったたって思いました。そういう地域枠のオンライン実習みたいなことができて、これはもしかしたらコロナがなくなったとしても、オンラインのほうがいいかもしれんと思っているくらいですね。

箕輪　きっと白石先生の頭の中で、自分でやってきて後輩たちも出てきてて、今いる島根、隠岐のフィールドを使って、なおかつ島根県の地域枠の人たちを今からちゃんと教育できるっていうことについて確信を持っていらっしゃるということがよく分かりました。新しく自治医大を創るという話よりまえに、今あるニーズと今あるもので十分できるんだっていうことに確信ですね。

白石　実は秋田、新潟、福島、福井、三重、島根、大分の7大学が今、認定を受けているんですよ。定期的に厚労省への報告会があるんですけど、仕組みをつくる、あるいは地域の医者がやって来る、地域に向かって学生を出すっていうような構造上の取り組みをしているところはうちだけなんです。普通はお金もらったのでポジションつくって、センター長置きました、教授置きました、地域の病院の連携施設になって学生送りますみたいな感じでするんですが、それじゃあ結局今までと同じなんですよ。だから、厚労省の補助金がなくなったら、文化として何も残らないだろうな、という印象を受けています。手前みそですけども、圧倒的に島根だなっていう感じはしています。

自治医大の卒業生で花開いてない、世の中に出てないいんだけど、それぞれの県の地域で頑張っている人たち、いっぱいいるじゃないですか。そこをちゃんと大抜てきして、大学の教育に関わらせる、あるいはその仕組みをつくらせるっていうことの英断ができるかどうかだと思うんです。それができないと、今の時点ではどう転んでも大成功には結びつかないと感じています。逆に言うと、島根だからできるではなくて、この方法論であればどこでもできるということを示す必要があります。

箕輪　とても分かりやすい。都会よりもモデルとして先進なものだし、恐らくキーパーソンの白石先生がいないとできないカラーがとっても分かります。極端に言うと、島根の今やっている総合医療センター、そこにふたつ目の自治医大を創って、そこに各県からやる気のある人間を集めて、また元に戻らせるようなことしてもいいかもしれないですね。

白石　大学に行ってみて初めて分かったんですけど、実は島根大学にも地域支援学講座とか地域教育学とか、地域とか総合診療が付いてる講座が4つあって、それぞれ教授がいるんですよ。でも、全員、地域の総合診療医じゃないんです。へき地で働いたことないんですよ。彼らが学生の指導をするわけです。地域枠の学生さんは島根の場合は大体12年間のうち9年間、島根にいてくださいと言われます。そのうち4年間は松江、出雲以外で働いてください。システムとしては、割と自治医大に近いですよね。その学生さんからしてみると、「すごく大変なものを背負わされてしまったから早く返さなければ」みたいな感じで、（借金を抱えているような）悲壮感が漂っているんですよ。実際、松江、出雲以外の初期研修がフルマッチなんですよね。もうとにかく早く返すためだけに。本来そうじゃないはずです。地域、あるいは自分の出身県、出身地域に貢献するためにキャリアを考えていくべきなのに、とにかく義務を早く果たさなければっていうことだけしか考えてないんですね。「いや、違うよ」っていうことをきちんと伝えてあげたいんです。「地域での生活に障壁がないわけではないけれど、地域で働く総合診療医こそすごくハッピーだよ」っていうことをちゃんと伝える人が島根には今までいなかった。僕は自治医大の学生時代に1期生、2期生、3期生から地域はすごくやりがいがあって、面白い、楽しいっていうことを伝えられたと思っています。

箕輪　励みになった、あいつが頑張ってると俺も頑張らなきゃって思う人っているの？

白石　あんまりそういう感覚はないですね。逆に、僕なんか学生時代、本当に落ちこぼれで、「なんで白石が試験に落ちないのか謎だ」とか言われていたくらいなので(笑)。みんな、深夜1時くらいに僕の部屋に来て、安心して帰っていくみたいな。「こっち必死なんやけど！」みたいな感じだったんですが。学術的ではないけど、僕が本来の自治医大の建学の精神を絵に描いたような形でやっているのが、逆にほかの自治医大の卒業生は驚いているんじゃないですかね。こんなまともなやつじゃなかったはずなので。倫理観はないし、女遊びはするし、もうどうしようもないやつだったはずなんで。

箕輪　東日本大震災のときに大学がいろいろ応援したのは、尾身先生が大学の中にいて彼が中心になってやったことです。それで今はコロナでも頑張っています。自治医大設立から半世紀たったので、尾身先生を盛り立てて、もう一度、第2の自治医大創ったらいいいんじゃないかな、と私が言ったらどう思う？

白石　人選としては、それこそ尾身先生しかないかもっていう感じはしないでもないですね。あの時点で尾身先生が学長になれなかったっていうか、そういう流れじゃなかったっていうのが、総務省の忖度なのか分かりません。でも、尾身先生は東日本大震災のとき、僕と古屋さんのことを守ってくれようとしたし、何とか自治医大の卒業生として出さしてやりたいっていうふうに思ってくれていました。最終的に、同窓会の代表という形で行くことにしました。「もう僕ら行くから」って尾身先生に宣言して、現地に向かいましたね。やっぱり尾身先生は、思いもあるし、能力もあるし、上に立つべき人だとは思うんですよね。ただ、今、生徒や教員を集めて、当時の1期生、2期生、3期生、あるいは教員側の熱量と同等の熱量でできるのかっていうと疑問です。

箕輪　先生のお話のように、総務省の役人が入り込んでくると体質は変質しちゃいます。それを尾身先生もよく分かっているし、私たち自治医大の卒業生は各県でいっぱい経験したからよく分かってる。それは置いといて、例えば、菅前首相、自民党政権はコロナで尾身先生を矢面に立たせて、国民に安心させることができたわけだから、それこそ内閣府が金を出して大学を創ってもいいと思うよ。だって、それだったら内閣府、自民党の金で、もっと言っちゃうと、金を集めるのに経済諮問会議の名前で20～30の団体から金、出させたっていいじゃない。

白石　その場合に一番問題なのは、今、実際に地域枠で入っている子たちですよね。少なくとも現状の島根の子たちは、ハッピーとは思えない。なんなら、地域枠で入学したことを秘密にしています。それはオープンにできないみたいな風潮もあって、そこを何とかしたい。全国にこういう子たちがいっぱいいるんだろうなと思うと、そこの救済策みたいなものが必要だと思います。

箕輪　不びんな子どもたちがいるんですね。

白石　そうです。地域枠で入ったばっかりに、肩身が狭い思いをしている人たちをハッピーにしてあげないといけない。そこのボリュームが大き過ぎるので、地域で頑張っていた自治医大の卒業生の次の仕事はそこかなと僕は思ったんです。本当は大学とか行きたくなかったですが、そこを何とかするためにやっています。

箕輪　地域枠の人がとってもひどい目に遭ってることは、うすうす気が付いてたんだけど、それを何とかハッピーにしてあげられるのが自治医大の卒業生じゃないか、って言い方した人は白石先生のほかに誰もいない。

白石　やっぱり大学っていうところが嫌いな人たちが地域に残ってやってるんですよ。僕も嫌いだったから分かります。本当にたまたま流れがこうだったから今やっているようなことをやっていますが、流れが悪ければ大学には行ってないですもん。

箕輪　先生としてはこれから10年。厚労省から来てる金は数年で終わっちゃうんだろうけど、その後もずっとその島根の地域枠の子どもを良くするための仕事は続けたい？

白石　いや、僕自身は最長5年で、次に引き継げる形をつくって、引き継ぎたいと思っています。僕しかやれない仕事だとだめで、次の人にどういう形で渡せるかが僕の仕事の評価だと思っています。今の感じだと3年ではちょっと無理で、5年はかかるかなと思っています。5年以上っていうのは多分ないですね。5年でできなかったら、多分できないですよ。今の4年生から濃厚に関わり始めているので、彼らが総合診療専門医にエントリーしていくかどうかっていうのが最初のポイントです。4年後に結構、大変なことになっているんじゃなかろうかと思っています。それを見て、勝ちパターンになったところで、次の人に渡してあげたいと思っています。

箕輪　次の人というのは、島根県で白石先生が育ててきた後輩たちに？

白石　実は病院メンバーが5人なんですけど、それとは別にコアメンバーを設定してあって、それは自治医大だけじゃなくて、県のいろんな所から13人抽出しているんです。明らかにその中でいい働きをするやつが目立ってきています。ゼロイチの仕事なので、何もなかったら何もしなくていいんですけど。島根県立中央病院の樋口大《まさる》君っていう自治医大の後輩ですね。あと、島根大学の卒業生で、今は診療所にいる上野君。その2人はこの9カ月、引き継いでもらえる自信があるような動きをしていますね。本人たちには言ってないですけど。リーダーがいれば大丈夫です。今回の症候学の授業にしても、20人くらいの地域の総合診療医が関わっています。症候学40症候80本のビデオを2カ月くらいでつくったんですけど、それを著作権チェックとかも入れながら、島根総合診療センターのホームページにビデオオンデマンドでなんの制限もなく公開しています。それを作るのも島根の総合診療医だけでつくりましたので、40人くらいは常に実動できる形で協力してくれています。

箕輪　すごい集団だな。いい話聞いた。

白石　実は裏の仕事で、日本地域医療学会っていうのが2022年1月からできるんですね。なんのためかというと、総合診療専門医の2階建てが結構ぐだぐだしていて、専門医機構に認められているかどうかは別として、新家庭医療専門医と病院総合診療も基本的には4月から始まりますよね。それところが、われわれみたいに地域で何でもやっている医者に該当するものがないんですよね。それを「地域総合診療専門医」という名前でつくろうという動きがあります。僕自身はこれが専門医である必要があるのかっていう疑問はあるんですが、実際のところ、国診協とか自治体病院の小さなところは担い手が育ってこないと困るわけです。でも、現状の分析では、2階建てのキャリアが分からず、総合診療医のエントリーは少ないので、彼らの切実な要望が満たされず、困っているのです。

箕輪　そこの要望を満たすような仕事ですね。

白石　それをつくる動きが実はあって、必ずしも総合診療専門医からその2階建ての地域総合診療に行かなくても、内科からでもいいし、外科からでもいいしっていう形にしています。「国民に分かりやすく専門医を」っていう流れと、現在のシステムは逆行しているところがあるので。また1個増えるのかっていう議論ももちろんあると思うんですが、でも、家庭医療系の人、病院総合診療系の人、地域総合診療の人って、バランスとしてはすごくいいんじゃないかなと思って、そんなことも今やっています。

4 自分のやりたいことを仕事にできた

＜ゲスト略歴＞

小倉　高志（神奈川県立循環器呼吸器病センター 所長）

1983年 自治医科大学卒業、同年 県立厚木病院にて初期研修、1988年4月 神奈川県立青野原診療所 医師、1992年6月神奈川県立循環器呼吸器病センター 呼吸器内科医長、2002年4月 同 部長、2011年11月同副院長兼務、2022年4月より同 所長（現在に至る）。

日本内科学会総合内科専門医、日本呼吸器学会（専門医・指導医、びまん性肺疾患学術部会委員、評議員）、日本呼吸器内視鏡学会（専門医・指導医、編集委員、評議員）、日本結核学会評議員、日本肺癌学会評議員、日本画像医学会評議員・監事、東京びまん性肺疾患研究会代表世話人などを務める。

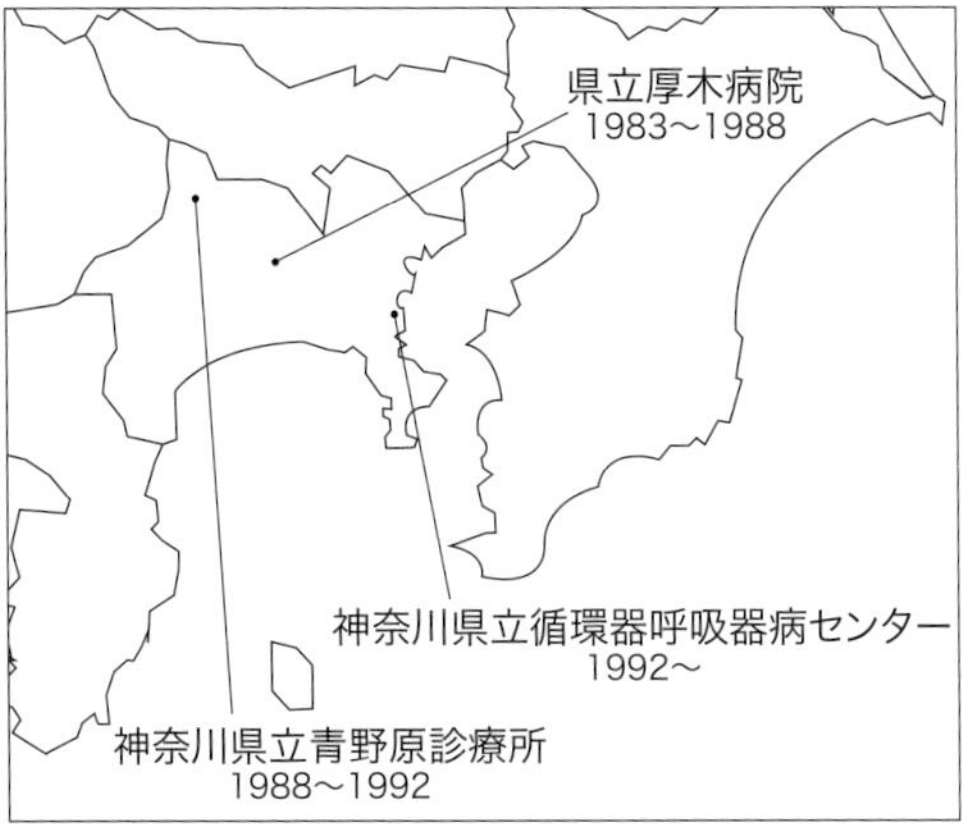

箕輪　自治医科大学は成功だったと思いますか。

小倉　かなり主観が入っちゃうんですけど、入学してよかったと思っています。自分の医者人生は、自治医大に支えられてここまで生きてきたとは思います。だから自治医大がうまくいったかはわからないですけど、医局に入らないで、医者をずっと続けてこられたのは、自治医大に行ったからでしょうね。例えば大学の医局に入って医者をやってたら、こういう人生は送れなかったでしょうね。

箕輪　具体的に誰に支えられたんでしょうか？

小倉　各地で卒業生が頑張っていることが励みになりましたね。自分だけじゃないということですね。正直に言えば、9年間の義務年限って、やっぱり辛かったです。初期研修に2年間行ったときに、「あなたたちは山の病院行くんだから、もう最先端のことなんか勉強しても仕方ないんじゃないか」とか言われたりもしました。当時は、ずばずば言う人たちが僕の周りにもいました。ただ、総合診療でやってくのもいいんじゃないかって思ってたので、逆に診療所に行ったときはすばらしい先輩がいて学ばせてもらいました。僕が一番教わったのは1期生の宮森正先生です。宮森先生からは、例えば耳に虫が入ったらどうするかとか、目に硫酸などの酸が入っちゃったらどうなるかとか、そういう細かいことをたくさん聞けました。

箕輪　宮森先生と一緒に勤務したことがあった？

小倉　一緒の場所で勤務したことはないんですけど、僕が青野原診療所に行ったときに、宮森先生が千木良にいらっしゃいました。僕は青野原診療所に2年半くらい住み込みで勤務したんですが、何か困ると宮森先生に電話で相談していろいろと教えてもらいました。あの診療所の経験が人生の中でも一番大きかったですね。関わり方が病院とは全然違うし、往診もしてましたね。あとはコミュニケーション能力を鍛えられたことがよかったですね。診療所にいると1人じゃなにもできないので、いろんな人との付き合いが大事です。診療所にいるときには、血液の病気があったら血液の先生に電話するとか、そういう形で問題解決的な研修が2年半できました。自分で解決しなきゃいけないけども、そのときにいろんな人に聞いたりして。ネットなどがあれば、もっとよかったんでしょうね。そのときは教科書をいっぱい読んで勉強したし、自治医大に入らなければこんな研修はないので。当時はすごく嫌でしたけどね（笑）。

箕輪　ただ、逃げられない辛さとともに、逃げられないことで逆に鍛えられた。

小倉　僕も1回、義務年限の9年間の間に自治医大を辞めようとか思ったこともあったんです。研修先で甘い誘惑ってあるんですよね。結局、僕たちって医局員じゃないから使いやすいんですよ。専門医になるためにはそっちのほうがいいんじゃないか、って思ったことはありましたね。

箕輪　思いとどまった理由は？

小倉　あんまりないんですよね。そのときの雰囲気ですかね。その先生を信用できるかどうかっていうのが大きいですね。ここに残った理由も前の院長の小田切先生がいるからなんです。

箕輪　尊敬する先生などはいましたか。

小倉　学生時代から吉良先生と細田先生をすごく尊敬していて、細田先生が自治医大は総合医療をやるべきだって言っていたんです。吉良先生は、中途半端な専門医になるんだったら意味はないけど、超専門医、スーパー専門医っていう形でそれ以上を目指して専門医になるっていう歩き方もあるって何気なく言ったことがあったんです。義務年限の9年間は辛かったんですが、それがずっと頭に残ってました。

箕輪　今のご専門を選んだのはスーパー専門医を目指して？

小倉　入口は総合診療からだったんですけど、膠原病とか、全身の内科に興味があったんですよね。今やってる間質性肺炎も呼吸器領域のなかでもすごくマニアックな世界で、誰もやらなかったんです。呼吸器領域はすごくいろいろな分野があって、肺癌、感染症、喘息、COPDなどがメジャーなんですよ。なぜかっていうと、製薬会社が薬をどんどん出して、講演したりとかいろんなことにどんどんお金を出すからです。カンファレンスをやると、難しい病気の代表として間質性肺炎とか、膠原病みたいなものがあがります。そういう今まで分からなかった問題を解いて、難しい病気に解答を出すってことにすごく興味があったんです。だから、みんなが分からない病気を勉強しようって思ってやってきました。僕の恩師とも「みんなが癌などのメジャーな病気をやってるから呼吸器のなかでもすきま産業だね」って話をしています。

箕輪　すきま産業っていうのは間質性肺炎のことですよね。

小倉　医者人生でも何回かしか経験しないような疾患がカンファレンスに出たときに、そういう症例を診断していくのが好きだったんです。

　今はエルドハイム・チェスター病っていう、日本で何人かしかいない病気のAMEDの研究班に入っていますが、班長の東大の血液内科の教授が、「呼吸器だったら小倉君」って言って誘ってくれました。そういう難しい症例の診断をやっているので、「何か困ったら小倉に聞け」っていう形になりたいなと思っています。

一応、その状態は達成していて、難しい病気があると、全国から年間100件以上間質性肺炎領域でセカンドオピニオンをうけています。今はコロナが流行したことによって、オンラインになったので、逆に件数が増えてきていますね。何気なく言われた細田先生の言葉がずっと残っていて、こういう難しい病気を扱っているんだと思います。

箕輪　先生の恩師の名前は何ておっしゃるんですか。

小倉　僕の恩師はうちの病院長の小田切先生です。小田切先生が内科のいわゆる聴診とか医学所見とか問診を徹底的に教えてくれました。医者になって6年目で初めてここに来たときに「おまえ、何にも知らないな」って言われたんですよ。メンターに出会うことは非常に重要ですけど、僕は医局に入ってないので、逆にいろんなメンターに出会えたのはいいことでした。あとは吉良先生の門下の先生がいろいろなところにいたので、そういう先生たちにコンサルができました。東北大の呼吸器内科の教授だった貫和先生が吉良先生の一番弟子で、いろいろと手配してくれていたんです。僕が呼吸器の世界で全国区になったのは、世界で初めての抗線維化薬の発表をしたのがきっかけで日本発だったので、全国で一番治験の患者さんを集めた人が米国の呼吸器学会で発表の権利があったんです。僕が一番患者さんを集めたんですが、当時、あまりに無名だったので、「小倉に発表させていいのか」っていう話になったんですよ。リクルートした人の数っていう約束はあるんだけど、世界初の薬だから大学の先生たちはみんなやりたいわけですよ。でも、当時、貫和先生が学会の中で偉かったので、「あいつに約束どおりやらせてやれよ」っていう形にもっていってくれたんです。

箕輪　抗線維化薬の発表を先生がされたんですね。何年頃ですか。

小倉　2008年頃ですね。それから間質性肺炎の領域で生きていけるようになったんです。この病院では間質性肺炎をやってなかったので、そういうのも全部、吉良先生のおかげです。

箕輪　貫和先生のほかに、交流のある先生はいらっしゃいますか。

小倉　順天堂にいらした塙原先生も良くしてくれました。最初の箕輪先生の質問の「自治医大が成功したか」につながりますが、創学のときに非常に優秀な東大の先生たちが教授として来てくれて、当時の教員が各学会の重鎮になられて、いろんな所に顔が利いて、自治医大の先生たちがアカデミックとかいろんなところで手伝ってくれたのも良かったですよね。

箕輪　それが成功したひとつの要因になってる。

小倉　創学のときに1期生、2期生、3期生、みんな優秀な生徒が集まっていたので、そういう先生たちがやる気になってくれました。創学のときに優秀っていうのはいろんな意味があって、僕も学生の頃の成績はそんなに良くなかったですけど行動力とかそういう意味ではあったと思います。だからそういうやる気のある人たちが集まったので、教員もそういう形でやってくれたんですよね。

箕輪　お名前を出してくれた中川先生は同じ神奈川県ですか。

小倉　神奈川です。表彰された相模原日赤の副院長をやっている中川潤一先生（5期）です。

箕輪　先輩でお世話になった、あるいはこの人が自分を支えてくれたな、学んだなっていうのは中川先生、宮森先生のほかにもいますか？

小倉　岩村先生にもとてもお世話になりました。岩村先生が青野原診療所の前任者で、すごくいろいろとやっていてくれました。

箕輪　励みになった同期や後輩は誰がいますか。

小倉　やっぱり今くんですね。あとは、熊本で大腸内視鏡とかでは日本でもトップレベルの病院で頑張ってた野崎先生、佐賀の好生館で救急センター長をやっていた藤田くんかな。あとは、奈良の診療所にいた斉藤先生、北海道の病院で副院長を務めて、病院を立て直した阿部くんですね。県内の後輩では、横浜市大で整形外科の教授になった稲葉くんですね。彼に、地域枠の先生たち向けに講演してほしいと頼まれたので、各先生たちのメッセージをスライドにして話しに行きました。彼は空手部だったんですが「卒業してからの仕事はクラブ活動みたいだった」って言ってましたね。クラブ活動のように24時間仕事のことを考えてる。僕も同じようなもんで、仕事のことばかり考えて生活してきたのはまさにクラブ活動ですよね。たぶん、自分のやりたいことを仕事にしたので、仕事と日常生活の境がなくなっちゃったんですよね。でも、好きなことでずっと仕事できたっていうのはすごく幸せだったと思うんです。

箕輪　自治医大を卒業した小倉先生が「やりたいことを仕事にできた」っていうのは成功の大きな証拠だよね。医局で教授からテーマを与えられて、この中でやれって言われるんじゃなく、自分でやりたいことを仕事にできたっていうのは素敵です。隠岐の白石先生も同じこと言ってました。

小倉　やっぱり自分のライフワークが日常生活になるのが、一番みんな幸せなんでしょうね。

箕輪　もし今、突然、10年間、自治医大で学生を教育してくれって言われたら、どうします？

小倉　それは、断ると思いますね（笑）。どういう形でするかな……研究のための研究ではなく、患者さんの目線に合うような形の研究を教えたいですね。患者さん目線の臨床研究とか、診療を大学の中でやりたいと思います。総合診療の専門医でうまくいってる施設ってなかなかないですよね。どうしてなのかっていうと、各専門科への振り分け係みたいになっちゃってるっていうこともあると思います。「身体はひとつ」っていうのが僕の恩師の小田切先生の口癖なんですが、呼吸器の患者さんを簡単にほかの科に紹介することをよしとしなかったんです。今の先生たちは、「ちゃんと専門の先生に診てもらいましょう」っていって、自分の専門以外には興味がないじゃないですか。でもグレーゾーンってあるじゃないですか。そういうものを大学の中で、「新しい形の総合診療」っていうのをやりたいですね。千葉大の生坂先生って、診断学ではトップレベルですよね。千葉大学のなかで学生の教育すべてにそういう試みをしているのは素晴らしいですよね。そういうものを大学で教えるのはなかなか難しいと思うんです。言葉にするのは難しいけども、何だか分からない病気を診断しながら治療していくっていうところですかね。

箕輪　林寛之先生が出演していた『総合診療医ドクターG』みたいなイメージですか。

小倉　ただ、あそこでやっていたのは救急ですよね。でも実は、慢性疾患の中に別の病気がたくさん隠れていて、「どこに行ったらいいか分かんない」と訴える患者さんは多いんです。だからそういうのを体系立てて大学でやりたいですね。

僕、医者になって3年目で国立がんセンターに短期の研修に行ったことがあるんですよ。そのときにカンファレンスに参加したら、隣に変なおじさんがいて、ものすごい勢いでノートを取っていたんです。それでどんどん質問してるんですよね。あとで分かったんですが、それは杉原先生っていう基礎ではすごく有名な先生で、臨床の問題でもすごく鋭い質問をしていらっしゃいました。

僕は総合診療から専門に入ってきました。でも専門から総合に入るっていうやり方もあるんじゃないかと思っていて、その杉原先生は専門の研究をやってた視点で統合的にものが見られていたんじゃないかと思います。よく大学の教授でも、自分の専門をやってから、診療のほうに行ったりとかしますよね。これを専門のすごい鋭い人が総合診療に入ってやるような形がいいんじゃないかな、と思っています。

やっぱり一流の先生を見て、すごく勉強になりましたね。国立がんセンターには1、2カ月くらいしかいませんでしたが、若いときに一流のものを見ることができて、ほんとによかったです。細田先生の言葉じゃないけど、そういう人たちが言ったことって今でも忘れないですね。

箕輪　仮に自治に教官として戻ったときに、今話されたような内容のことを学生たちにきっと伝えることができると思います。その人が臨床的に持っているいろいろな問題を、いろんな医者の協力を仰ぎながら診療していく姿を見せるっていうのを、学生たちと一緒にやってみたいという感じですよね。

小倉　救急ですと、この疾患だったら循環器、あるいは神経内科に振り分ける。でも、もっとすごいのは、専門医たちの意見を全部収集して、最終診断するっていうところだと思うんです。

箕輪　具体的にはどのようなイメージでしょうか。

小倉　間質性肺炎では、専門医の意見を統合するのを多職種討議（マルチ・ディシプリナリー・ディスカッション）って呼んでいるんですが、これは病理医、放射線科医、臨床医が集まって、ひとつの間質性肺炎っていう病気をみるんです。もし、病理医の先生が病理医の専門のことだけを言ってても、なかなか「討議」にはならないですよね。放射線科の先生が放射線の所見だけ言っててもだめです。それらを統合する役割が必要でそれが臨床医です。だから専門医たち、例えば消化器でこういう訴えがある、循環器ではこうっていう専門医の意見をまとめる人っていうのが総合診療なんだと思うんですが、そういうところを大学とかいろんなところでやるといいと思うんです。

箕輪　たぶん、先生がそういう立場に置かれたら、今、言っていることをきっとやるでしょう。やれるような気がします。話は戻りますが、自治医大が50年たって成功した大学ならば、同じ仕組みでもうひとつ創ったらどうかって思うんですが、そんな話ってどう思います？

小倉　地域枠ができたじゃないですか。あれがちょうど今、いろんなところで問題になってきています。あれってすごく中途半端で、彼らは本当にかわいそうだと思います。自治医大っていうのは、いろんなロールモデルがあったし、何かあったときに自治医大に相談できます。でも、地域枠の子たちって自分1人で考えなきゃいけないんですが、「おまえたちはとにかく働かなきゃいけないんだ」っていう感じがあるんですよね。だから、地域枠ではなく1校があってそこから行くっていう、自治医大みたいな拠点があったほうがうまくいくのかなっていう感じもしますね。

箕輪　地域枠は全国に毎年１８００人はいるんですよね。

小倉　自治医大のような拠点があるのはいいのかなとは思うんですけど、現実的には各県の思惑があるので難しいでしょうね。いろんな人とかいろんな組織の意見を聞くっていうのが、一番難しいですからね。よくあの当時にできましたよね。
箕輪　それは強力な政治力じゃないかな。
小倉　ですよね。今、このコロナの状況を見てて思うのは、やっぱり政治だと思うんですよ。例えば、菅前首相はやってることは結構いいことだったので、もししゃべるのがうまくて、全部の省庁を束ねることができたら、自治医大をもうひとつ創るくらいの政権ができたかもしれません。だからそういう強力な政治力のある政治家がいれば、もうひとつの自治医大、できちゃうんじゃないですかね。
箕輪　なるほど、そういうことか。じゃあ、指導力のある、政治的な能力のある人がそんなこと言ったら、あり得るんじゃないかってことですね。
小倉　みんなが賛同するようなプランがあればできるかもしれませんね。
箕輪　その意見、インタビューで初めてだね。そういうことを言った人はいなかったね。
小倉　僕がコロナに関わったのは、間質性肺炎の世界ではすごく有名なＫＬ－６を発見した元広島大学の河野先生から２０２０年３月29日に電話をもらって、「小倉君、やばいぞ。救急の先生にまかせてもコロナはだめだぞ。呼吸器の先生がやらなきゃいけない」って言われたからなんです。それでスライドを作って自民党の議員さんたちの勉強会に話しにいったんです。４月１日だったと思います。そのときに「今のコロナは早期診断、早期治療がすごく重要だ」って説明したんですよ。そうしたら、その議員さんたちも今までに20回以上勉強会をやっていたらしいんですが、僕たちが話したようなことは聞いたことがなかったそうなんです。当時、感染症の先生はコロナには治療薬がないからステロイドも使わないで経過観察をして、感染管理のために人流の制御を中心にしていました。それで、4日間熱が出たらPCRとされていましたが、呼吸器の先生は「それじゃだめだよ。早期診断、早期治療が大切だよ」って当初から指摘してましたね。2年間経ってみれば、この早期診断、早期治療が大事ってことが当たってましたね。政治家がもっと呼吸器に注目してくれれば、もうちょっと何とかなったかもしれないなって思っています。安倍元首相が政治力をもって、アビガンなどの薬剤を推進してくれればよかったんでしょうけど。当時、効果が出た薬剤はレムデシビルと、アビガンだったんですが、それらは承認されませんでしたね。

箕輪　議員さんに話をしたのは2020年の4月で安倍体制下の話ですね。

小倉　そうですね、自民党の議員の医系議員さんに話しました。そういう医系議員さんたちがもうちょっと頑張っていただければよかったんじゃないかなって思いますね。

箕輪　さっきの話に戻りますけど、それは先生が言ってた政治力があればってお話ですね。

小倉　きちんとしたプランと大きな夢があれば、お金がかかってもできるんじゃないですかね。決して不可能じゃない。ただ、当時は高度成長期でお金もありましたよね。だから、あのときのほうが有利なのは間違いないでしょうけどね。

箕輪　政治的にうまくいって、もうひとつ創れるとしたらどういう役割を求めたいですか。

小倉　おそらく47都道府県が同じ問題抱えてるわけじゃないですよね。以前のときも、うちの県はもう必要ないから分担金を出さないとかいうことがあったので、共同設立の形がいいのかどうか、ちょっと分からないですね。ただ今の医学とか医療って、すごく問題を抱えてると思うんですよ。

だからその辺りを解決できるような形、つまりセクショナリズムみたいな感じを壊すような形の医学部。僕が唯一自治医大で問題かなって思うのは、やっぱり自治医大で固まろうという形になっちゃうことなんですよ。地域医療振興協会も含めてなんですけども、「自治医大卒」っていう形のセクショナリズムができている。でもだんだん地域も変わってきているので、昔とはちょっと違っていろんな血を入れる形になってきたじゃないですか。

箕輪　ネットワークですね。

小倉　自治医大っていうセクショナリズムが、最初はちょっとイヤだったんですよね。なにか困ったときにはそういう頼れるものがあるのはいいけども、いろんな人をウエルカムでやっていくっていう作戦じゃないと、前と同じ形で第二の自治医大は無理だと思います。

今回のコロナの経験から、都会の医療の欠点が分かってきたじゃないですか。都会の医療は、こんなにいっぱい施設があっても往診もしてくれないとか、それぞれで抱えている問題がありますよね。今回、イギリスでコロナの対応がうまくいったのは、かかりつけ医制度ですよね。でも本当にそのかかりつけ医で、フリーアクセスできなくていいのかっていう問題もあるので、そういう問題が解決するモデルとなるような大学病院が必要じゃないでしょうか。

今回、国際医療福祉大学に医学部ができて、知り合いも何人か教授として勤務していますが、英語で授業をするなどの新しい試みはすごくいいし、コロナでも活躍しましたよね。そういう意味では何かしらの特徴があるところがいいので、自治医大の精神はあっても、第二の自治医大っていったら反対する人もいっぱいいるので、作戦は考えたほうがいいのかなって思います。

箕輪　仰る通りだと思います。

小倉　何となく生き残ってきたのも、ある作戦をしてそれが当たり、それを繰り返すような形になって自分のやりたいことを獲得してきたっていうところはちょっとあると思います。だから何でもプランと達成率、そのことがないと実現しないと思います。一番何をやりたいか、何を箕輪先生がしたいかっていうところの最終目的が達成すれば、形はどんな形であれいいのかなって思います。そういう方法で、そのためのブレインを集める。その中に政治家もいるでしょうし、尾身先生みたいな看板もいるし。ただあんまり自治医大色を出すと嫌う先生もいるというのも事実です。

箕輪　話は変わりますけど、中尾学長とか高久学長って、何かエピソードはありますか？

小倉　僕はあまり縁がないんですが、６期生の同窓会に高久先生は来てくださいましたね。

箕輪　同窓会っていうのは10周年。

小倉　そういう形ですね。だけど、高久先生との直接の接点はないですね。中尾先生もそうですね。

箕輪　先生はその頃は、もっぱらテニスの世界だった？

小倉　ほとんどそうですね。もうテニスコートから授業に通った世界ですからね（笑）。

箕輪　また、話は変わりますが、学生時代の全寮制、各県選抜という各県が選んで全国から集まったっていう仕組み、それから早期のＢＳＬが重視された臨床教育が自治医大の教育の特色なんですけど、それは自治医大の成功にとって大事な要因だと思われますが、これについては先生はどういうふうにお考えですか？

小倉　非常によかったし、初期研修のときにすごく役に立ちましたね。ＢＳＬが充実してて、今考えるといろんな手技をやらせてくれたじゃないですか。あれがなかったら、初期研修のときはやっていけなかったような気がしますね。

箕輪　全寮制、各県選択制については。

小倉　全寮制は同級生との距離が非常に近くていろんな話ができて仲良しになれたのがよかったですよね。それと、いろんな県のそれぞれの情報が得られました。医療の研究ってビジネスみたいなところがあるので、そういう意味では自治医大出身ならではの、全国どこの県のネタも持ってて、共通の話題があることは非常に役立ちました。

箕輪　それをきっかけにすっかり話が盛り上がって、じゃあ研究を一緒にやりましょうってことですね。

小倉　1期生の吉野淨先生と一年間一緒に働いたことがあるんです。勉強もすごいんですが、人の名前をものすごくよく覚えてるんです。患者さんの名前、医者の名前、全部覚えてる。名前を覚えるっていうことが生きていく上ですごく大事なことだと、吉野先生から学んだんですよ。僕も記憶力はまあまあいいほうだったから、人の名前とか、出身校だとかいうのを覚えていたのはすごく役に立ちました。

箕輪　吉野先生からしっかり習ったんだ。だいぶお話をきいてきて、もう一校自治医大を創るとしたら、という話を聞きました。それなら、もう一歩踏み込んで、例えば、今回コロナで活躍した尾身先生を学長にして、尾身先生にお世話になった日本の政治家にお金を集めてもらって大学を創ってもらうっていう私のアイデアはどうでしょうか。

小倉　尾身先生は貢献しましたよね。だから自治医大でそれが実現できるのは尾身先生しかいないんじゃないですか。僕は尾身先生すごいなって思いました。あれだけいろいろ叩かれたりしてるのに、あの精神力ってすごいですよね。だって、誰がやったってうまくいくはずがないのに、あれだけ叩かれて、強靭ですよね。

箕輪　随分いろんなことを言う人がいましたけど、本人は意にも介さずでしたね。いつも分かりやすく、「私の意見では」って言いながら、説明をしていました。彼が言った意見は、必ず分科会の意見になって、最終的には全国民に伝わってましたよね。説明するときも、「こういうことと、こういうことがあります」って箇条書きにして、小学生でも分かるやり方でやったじゃないですか。あれ、本当に偉いよね。私は東京の後輩として、尾身さんがそういうことが得意だと、今になって初めて気が付きました。ＪＣＨＯの仕事を手伝ったとき、ずっと一緒にいて学生時代には知らなかったことを随分教えてもらいました。

小倉　ＷＨＯの局長選挙のとき、みんなで寄付をしたじゃないですか。あのときもやっぱりお金っていうか、きれいなとこばっかりじゃなくて、いろんなことを見てるんでしょうね。

箕輪　ＷＨＯの局長選挙で中国のチャンさんに負けたときのこともすごくよく覚えてるし、自治医大の学長選のこともよく覚えてるし、大きな挫折は本人はいっぱいあるとは思います。ただ、そういう挫折を経験した上でやってるので、簡単には折れないくらいの叩かれ方をしてきたから、それは強い。尾身先生を学長にして創るっていう話、誰か言ってくんないかね。

小倉　尾身先生がなりたいかどうかっていうのじゃないですかね。

箕輪　それはなりたいなんて言わないよ、絶対。だって中尾先生だって、なりたいなんて一言も言ってない。仕方がないと。

5　名物教授を集めて医学部を創るのは面白い

〈ゲスト略歴〉

仲田　和正（西伊豆健育会病院　院長）

１９７８年自治医科大学卒業。静岡県立中央病院全科ローテート研修、浜松医科大学麻酔科、静岡県国民健康保険佐久間病院外科・整形外科、自治医大整形外科大学院、静岡県島田市民病院（現　島田市立総合医療センター）整形外科を経て１９９１年より現職。「へき地で世界最先端　西伊豆健育会病院早期カンファランス」主催者。

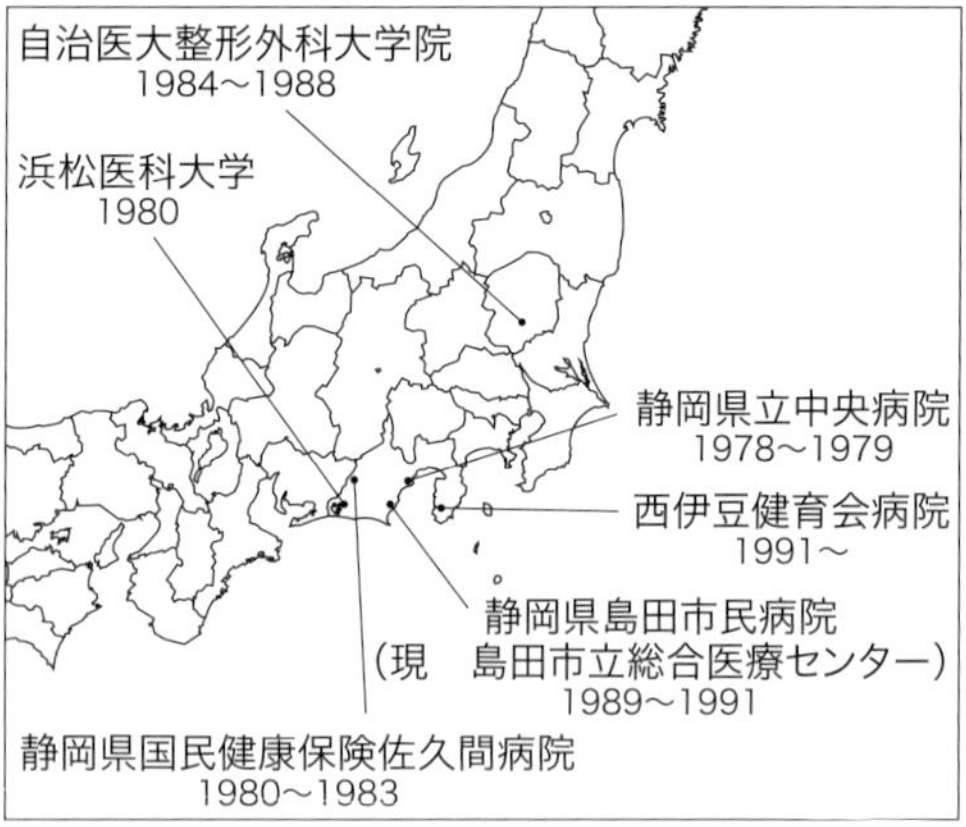

箕輪　先生は、自治医大は成功したと思ってらっしゃいますか。
仲田　もちろん思っていますよ。
箕輪　どうして成功したと思ってらっしゃいますか。
仲田　へき地に行くってことを何とも思わずに、そこで常に最先端をみんなで目指したわけですよ。食いっぱぐれて、へき地に行ったんじゃなくて、いい医療をしようと思って行ったわけじゃないですか。今まで、へき地へ行く医者っていうと、都会で嫌われて流れてきた医者が多いんです。うちの病院で業者を通じて医者を雇おうとすると、もうとんでもない医者が来ますよ。前に来た医者なんて、帯状疱疹を「これは、火傷だ」って言うわけですよ。患者さんが「火傷なんかしてませんよ」って言っても、「いや、これは火傷です」って言い張るわけですね。それでもう何とかその人に辞めてもらわないかんと思って辞める交渉をしたら、その先生が弁護士を連れてきたんですよ。それで、弁護士と僕が話して、僕が「この先生は帯状疱疹を、火傷だと言い張るんですよ。弁護士さんはそういう医者にかかりたいと思いますか」って言ったら、弁護士さんも黙り込んじゃってました。本当、医者の確保は苦労してきたんです、田舎では。
　でも、いろいろ情報発信するようになったら、勉強したがる医者がこんな田舎の病院にも来始めたんですね。非常に勉強熱心でやる気のある医者が集まりだした。だから、本当に医者を集めるには教育病院とするしかないなってのが、僕の確信です。ただ、「田舎に医者が来ない」って県に言うんじゃなくて、医者の来たがる病院にすればいいと思っています。
箕輪　一度聞いてみたいと思っていたことがあります。義務年限のあと、早い段階で大学に戻られて、大学院で整形外科を勉強して博士号をとったのに、どうしてすぐに静岡県に帰って、その後は大学なんか見向きもしないで、ずっと伊豆半島でやっているんでしょうか。

仲田　私が自治医大の整形外科にいたとき、私の指導医だった先生が千葉大の教授選に出られたんです。昔、僕が佐久間病院にいたときに、千葉大の農村医学研究所っていう施設があったんですが、そこに公衆衛生の教授が来てて、それをその先生が知っていたようで、突然電話がかかってきたんです。僕、ただの大学院生だったんですが、「仲田君、誠に申し訳ないけど、教授に私のことを推薦してもらえないだろうか」って、そんな電話が来たわけですよ。そのときに大学ってこういう世界なのかって思って、もうすっかり嫌になっちゃって、早急に見切りをつけましたね。地域医療のほうが面白かったので、こっちのほうに来たわけですね。その教授の電話番号も教えてくれて電話したんだけど、向こうの教授も苦笑いしてて、こちらとしてもすごくいたたまれなかったですね。結果、その先生は教授選に落ちちゃったんですけどね。

箕輪　先生は、そういう話もお手伝いしたことがあったんですね。

仲田　お手伝いっていうか、僕もただの大学院生ですから、全然力なかったんですけどね。いや、本当にもう藁にもすがるような思いで僕のところに電話してきたんでしょうね。

箕輪　なるほど。それで、この世界は長くいちゃいけないな、と。

仲田　ええ。そう思ったわけですね。こんな所いたくないと強く思ったんですよ。

箕輪　先生がいつも書いている、「へき地で世界最先端」。あれはいつ頃から、へき地が最先端だと思い始めたんですか。

仲田　実は、八戸市民病院院長の今明秀先生に言われたんですよ。今先生がうちに遊びに来たときに「先生、病院のキャッチコピーつくるといいですよ」って言われたわけです。今先生の八戸の場合には「劇的救命」。病院でキャッチコピーなんて、全然ぴんとこなかったんだけど、そんなふうに言われたので、ちょっとつくってみるかって思っていろいろ考えたんです。じゃあ、ちょっと大きく出て「へき地で世界最先端」ってことにしたんですね。ところが、それを言っているうちに何となくみんなもその気になっていくんですよ。みんながプライドを持てるようになるんです。実際、メーリングリストに出すときに、常に「へき地で世界最先端　西伊豆健育会病院、早朝カンファ」って書くじゃないですか。そうすると、だんだん周りからも認知されてきて、西伊豆と言えば「へき地で世界最先端」っていうことになっていくわけですね。非常にこのキャッチコピーの効果って大きかったなって思っています。だから、今先生には感謝していますよ。本当、全く意外だったんですよ。

箕輪　自治医大の卒業生として、先生がこの半世紀大切にしてきたことってありますか。病院がまさかキャッチコピーつくるなんて、そんなアイデア思いもしなかったです。

仲田　とにかく何でも診るっていうことですね。決して断らない。そのためには常に prepare for the worst（最悪に備える）をやってかなきゃいけないなと思うわけですね。

箕輪　最悪のシナリオをいつも用意しておいて、それに備えていくことを大事にしてきた。

仲田　そうですね。だから、ひとつの科にこだわらず、とにかくありとあらゆる最悪の想定をして、それに備えておくっていうことだと思います。

箕輪　そういう意味でちょっと教えてほしいんですけど、先生が要約されているトップジャーナルの論文紹介の中にまったく他分野だったり、普通の医者だったら読めないようなものもあると思うんですが、どうやってるんですか。

仲田 ネットで検索して調べれば読めますよ。

箕輪 検索しながらでも読みたいと思うんですか。

仲田 だって、最先端に追い付いていたいじゃないですか。

箕輪 それはさっきのキャッチコピーを維持するためのプライド。

仲田 そうですね。

箕輪 それ、すごくかっこいいですね。

仲田 僕は都会で情報発信するより、田舎で情報発信するほうがはるかにかっこいいと思うんですよ。それは僕の美学ですね。30年近く前なんですけど、静岡県庁に何とか医者を派遣してくれないかってお願いしたんですよ。そしたら、「静岡県民の血税で育てた自治医大卒業生を医療法人に送るわけにはいかない」って言われちゃったんですね。このやろうと思って、それ以来、僕は自治医大に頼らないことにしたんです。

箕輪 県庁で役人が言ったんですか。

仲田 ええ。だから、静岡県への派遣もへき地じゃなくて、もっと中央のほうに派遣されてるんですよね。

箕輪 先生がおっしゃっている、prepare for the worst、とにかく断らないで何でも診るために、最先端のことを学習しているっていう、その信念というか、そのやり方、生き方は自分の医者人生の中での一番の信念ですか。それとも、俺は医者としてはもっと違うこれがあるんだ、みたいなもっと固い信念があるんですか。

仲田　僕、自治医大を卒業して医者になって2、3年経った頃に徳洲会の徳田虎雄さんの自伝を読んだことがあったんですよ。救急は決して断らないっていうのは徳田先生の信念です。本当に、医者ってそうあるべきだよなって思いました。だから、うちの病院で全部できるわけじゃないけれども、とりあえず、救急隊が頼んできたら必ず受けると決めています。それで割り振り決めて、うちで手に負えなかったら送ればいいと思っています。それはもうやっぱり原点ですね、医者としての。

箕輪　もうそれは、今もずっと同じ形でやっているわけですね。もうひとつ、先生ご自身が6年間自治医大にいて、同級生とか先輩とか後輩とか自治医大の卒業生とかの中でこれは俺の一番の仲間なんだって思っている人はいますか。

仲田　山本和利君（1期　静岡）は尊敬していますよ、とても。それから、箕輪先生、今先生、林先生ですよね。1期生で一番尊敬しているのは群馬の深澤信博先生。それから、富山の中林智之先生ですね。

箕輪　深澤先生は小児科医？

仲田　そうです。東日本大震災の被災地で10年くらい勤務してましたよね。あと、中林先生も南相馬病院でもう10年くらい。年賀状のやりとりしかしてないけど、やっぱり自治医大の良心を感じますよね。

箕輪　じゃあ、中尾先生とのエピソードで、先生がこれだけは絶対忘れられないっていうことを教えてください。

仲田　中尾先生が下田に来られたことがあって、ホテルに泊まられたんです。そのときに飲み会があって、中尾先生に「1期生の仲田と申します」って言ったら、「そんなん知ってるよ」と中尾先生がおっしゃって、それはやっぱりすごく感動しましたね。当然忘れられていると思っていたから。テーブルを囲んで、卒業生が集まったわけですけど、まさか学生の一人ひとりを覚えているなんて思ってもみなかったので、いや、あのときは感動しましたね。

箕輪　学生時代の6年間で忘れもしない出来事、これはっていうのを何か教えてください。

仲田　鈴木伝次先生の英語教育は素晴らしかったと思います。あの頃はNHKの英語ニュースのトランスクライブだとか、あれで英語に目覚めたやつ、結構多かったんじゃないですかね。あれはもう衝撃的でしたね。英語のトランスクライブで2～3週間やると、大体普通の英語ニュースだったらもう8割くらい聞き取れるようになるじゃないですか。だから、耳が慣れるのはすごく早いってことをあれで知りました。うちの家内にも同じようにやらせたら、本当に1カ月くらいで英語ニュースはほぼ聞き取れるようになっちゃいましたからね。だから、本当に英語もいい教育受けたなと思いますね。

箕輪　鈴木伝次先生の話をする人は、今までいませんでしたね、初めて聞きました。

仲田　そうなんですか。いや、僕は本当に素晴らしい英語教育だったと思いますよ。伝次先生、36歳で自治医大を受験しようとしたんですよね。伝次先生から聞きました。

箕輪　初めて聞きました。栃木で受けようとしたんですか。

仲田　そうですよ。自治医大のできたときに1期生になろうと。そしたら、あの人、コロンビア大学でファイ・ベータ・カッパを取ってるじゃないですか。上位2、3パーセントに与えられる称号ですよ。それを見て大学がびっくりして、それでいきなり英語の助教授に抜てきされたんですよね。

箕輪　伝次先生のほかにはありますか。

仲田　吉良先生の教育も学生想いで素晴らしかったですね。僕が研修医1年目のときに吉良先生が静岡へ講演に来られて、それで僕、講演会場にお茶の缶をひとつ持って駆け付けたんですよ。そうしたら、卒業生が来てくれたって、すごく喜んでくれたのが今でも印象に残ってます。吉良先生、伊豆のダイヤモンドドって所に住まれてたんですね。それで1回、僕の所に訪ねて来られて、それでご著書もいただいたこともあって、本当に忘れられないですね。

箕輪　講演会のときはどういう会話をされたんですか。

仲田　僕の先輩のドクターと一緒にお食事も一緒にさせていただきましたが、40年前なので詳しくは覚えてないですね。

箕輪　じゃあ、もうひとつ。先生は1期生だから覚えてらっしゃると思うんですけど、中尾先生は自治医大を東に創りました。最初はふたつ創る予定だったけども、「僕は東に創った」って言ってましたよね。でも、その後、その話、田中角栄が首相のときに、お金がないんでふたつ目は創らないというふうに、1973年に閣議決定したそうです。

仲田　1973年ですか。

箕輪　私が入学したのが1973年です。仲田先生が1972年入学ですから、先生のときはまだふたつの予定だったはずです。そこで、今の自治医大は成功したので、こういう大学を創ればいい医者ができるのは間違いなさそうだから、もう一個創るって話はどうですかね。

仲田　ただ、今は地域枠があるじゃないですか。あれじゃ駄目ですかね。僕は地域枠で全然問題ないんじゃないかと思うんですけど、先生は反対ですか？　今、各大学の医学部にある地域枠については。

箕輪　地域枠で医者が増えているのは事実です。ただ、いっぱい問題があるってことも聞いています。地域枠の医者づくりに苦労している。この話を林寛之先生に聞いたときに、彼は福井医大で地域枠の担当をしているんですが、「とても苦労している」と言っていました。いい意味と悪い意味と両方あるとは思うんですけど。

仲田　どんなふうにですか。

箕輪　まず林先生が言っていたのは、地域枠の中に、みんなじゃないんですけど、とんでもない所に行かされちゃうので、眼科とか耳鼻科とか皮膚科を選んだら、そういう診療科しかない病院にしか行かないからってことで、メジャーな診療科、あるいは、プライマリ・ケアみたいなことは選択しないようにする学生が出てきている。「モチベーション高めるにはどうしたらいいか」って彼は言っていましたね。みんな研修終わる頃になると、いわゆるマイナーな診療科のほうに行って、「それしか診ない所に行く」ということを言っていましたね。だからと言って、彼らにプライマリ・ケアやれとか総合診療やれとは言えないということだと思うんですけどね。

仲田　イギリスのスコットランドの医科大学でも、地域枠みたいなのがありますよね？　地元から学生を採用して、それで地域で働かせるって。詳しいことは知らないですけども、それはそれなりにうまくいっているんじゃないでしょうかね。

箕輪　成功している所の話は、奥野先生が地域医療に書いた頃からずっとあって、ひとつの成功要因は実際にへき地とか、そういう地域で生まれ育った学生を取って、そういう所で教育をするということ。そうすることによって、定着する医者が生まれるっていうことですよね。奥野先生たちは「自治医大も地域選抜で、自分の生まれた地域から来るので同じ仕組みだ」と言っています。学生時代から地域に出ることを想定した教育をするというので、「成功するっていうのは海外で成功している事例と同じ」と奥野先生は言っていましたね。

仲田　なるほどね。

箕輪　だから、それはそれで正しいと思うんですけど、ただ、地域枠の場合は、（出身地に関わらず）一般の医学部の学生の中で、例えば、福井大学医学部のごく一部の人がっていうストーリーです。多分、それを上手に育てるような、完全にうまくいくような仕組みがまだできていない。もちろん苦労して頑張っている人たちがいっぱいいるので、彼らがいい結果を出すことを祈りますし、それはそれでひとつの道だと思っています。ただ、今日の話で言っているのは、自治医大が半世紀たって成功したなら、80医科大学のひとつにすぎないけども、同じ仕組みでもうひとつ創るのはどうか、と。もっと具体的にいうと、全寮制、地域選抜、義務年限という仕組みです。それから、臨床教育を徹底的にする、いい教官を付けるっていう仕組みの大学をもう一校創ったら、もっと確実にいい医者が生まれませんかね。ちょっと偏った教育の仕組みをもうひとつ創っちゃ駄目ですかね。地域枠は緩いと思うんだよね。

仲田　確かに、地域枠は学生にあまり強制できないんですよね。静岡県でも自治医大の卒業生に対しては、へき地のあそこへ行けって命令はできるけども、地域枠の学生に対しては、あくまでも、まず自由意思である程度選ばせているんですよね。だから、強制力があまりないんです、静岡県の場合は。岡山だとある程度の強制力はあるみたいですけども、そこら辺がちょっと甘いよなと思いますね。だから、もう少し強制力を持てれば、地域枠でもいいんじゃないかと僕は思ってるんです。

箕輪　強制力のある地域枠。

仲田　そうです。実際、へき地で働いてみれば、それはそれなりに面白いので、それで僕らみたいに生きがいを感じていくだろうと思うんですよ。

箕輪　世界最先端ですからね。

仲田　そう。「へき地で世界最先端」って言っていると、「そうか、へき地でも勉強できるんだ」ってみんな思ってくれるんじゃないかなと思うんですよ。

箕輪　先生は最初にへき地で勤められた頃から、へき地の医療は面白いなってもう感じてらしたんですか。

仲田　そりゃ面白いですよ。大きな病院に勤めた場合、結局、知り合いになるのは同じ病床のドクター、ナースくらいです。ほかの病棟のことはほぼ分かんないですよ。今、うちの病院は80床くらいですが、これくらいの規模の病院は機動力が一番あります。意思決定も早いし、とにかくいろんなことが面白い。決定したことがすぐ実行できるし、このくらいの規模が僕は一番面白いと思っています。これがまた診療所だとあまりに小さ過ぎて面白くない。だから、いろいろなところを経験してきたけど、うちの病院規模が一番面白いと思っています。

箕輪　自治医大に戻って、10年間学生の教育をしてくださいって言われたらどうしますか。

仲田　今、僕がここを抜けたら、この病院がつぶれちゃうと思うので、それはお断りします。僕には職員たちの生活の責任があるので。

箕輪　そういった責任は誰かが確実に保証できるとして、10年間だけ教育、学生のためだけにやってくれって言ったらどうですか。

仲田　それは面白そうですね。僕は教育に非常に興味があります。大好きです。現在、西伊豆早朝カンファレンスの中に、全部で270〜280の疾患のデータベースがあるんですよ。それらは、常にパソコンで取りだせるようにしてあるので、例えば、心筋梗塞の患者さんが来たら、心筋梗塞の項目を出して、重要点10点をみんなで怒涛の反復をする。それをずっと繰り返しているんです。高血圧だったら、高血圧の治療のポイントをみんなで再確認して、高いレベルで平均化しようと思っているんです。そういうことができたら非常に面白いなと思いますね。

箕輪　それを学生に、臨床の現場でやるわけですね。

仲田　そうです。ここに来る自治医大の学生もすごく面白がってくれていますね。

箕輪　標準化して、これが当たり前だぞってやるのは楽しいでしょうね。

仲田　箕輪先生も救急医療で最初にやったじゃないですか。標準化といって、自治医大の卒業生で最初の1、2年で到達するレベル。

箕輪　標準化するの、大好きですからね。

仲田　だけど、それをやるには常にアップデートしてないといけない。

箕輪　林先生が同じことをやっていますよね。ずーっとやり続けています。でも、何人かそういう人いますよね。多分、仲田先生と林先生とか、あと何人かしかいない、トップの仕事はね。先生が学生時代にハリソンを抱えて、ずっとあのときから同じことをやっているんですね。

仲田　CareNetで林先生の動画も見ています。週1、2回はCareNetの動画を見て、みんなで勉強してますよ。非常に面白い教材があります。CareNetは、一番最初はあちこちの大学の教授にレクチャーをお願いしたらしいんですが、全然面白くなくて、視聴者が増えなかった。それで、林先生みたいな人を発掘していったんですね。だから、やっぱり面白ければみんなが見るし、見る人が増えればCareNetの売り上げにつながりますしね。面白ければ僕らだって覚えやすいですしね。

箕輪　面白い教え方に対して、「それはアカデミックじゃない」、「インパクトファクターがない」とか言う人が必ずいるじゃないですか。その辺は先生、どう思っているんですか。

仲田　それは大きな間違いですね。三輪書店から出た『研修医当直御法度』、あれは医学教育を本当に大きく変えましたよね。あの本が出てから、同様の本が出始めたじゃないですか。それまで医学書なんて難しいのが当たり前でしたよね。

箕輪　先生の『手・足・腰診療スキルアップ』もそうですよね。じゃあ、インパクトファクター、アカデミックなんてインチキだと思っているんですね。

仲田　いや、インチキだとは思いませんけど、インパクトファクターのある雑誌から、論文を読んで、それをかみ砕いて教えるっていうことが大事ですよね。だから、難しいことを難しく教えちゃいかんのですよ。難しいことを分かりやすく、覚えやすく人に教えればいい。

箕輪 教育熱心で、なおかつ、難しいことを分かりやすく、覚えやすく教える力を持っている人を教授陣に集めて、自治医大をもうひとつ創っても駄目ですか。

仲田 それ面白いかもしれませんね。

箕輪 地域選抜で、義務年限付きで、全寮制で、朝からもうしっかり教える。それで、早くに臨床に出して、臨床の疑問を徹底的に教える。そういう教官を集めてやったら、もうひとつ自治医大創る価値ないですかね。

仲田 なるほどね。そういう名物教授を集めたら、面白いかもしれませんね。

箕輪 義務年限付きですよ。いい条件で、いい教官の教育を受けられて、多少困難がある所に行かせる。最先端のアフリカとか、それから、パンデミックで大変な、破綻しているロサンゼルスの病院に行くとか、そういう所にどんどん送り込む。駄目ですかね。

仲田 自治医大の教授って、本当にすごい人たちが集まっていましたよね。素晴らしかったですね。いい医者と、教えるのがうまいっていうのは全然別なんですよ。僕も雑誌の編集頼まれたことがあるんだけど、いい医者は知っているけど、ちゃんと読み応えのある、内容のある文章を書けるかどうかって分からないんですよね。その辺はやっぱり難しいと思います。

箕輪 先生の作文はいつも面白いです。脱線している内容があまりに教養が高くてびっくりします。多分、読者の中にあの脱線を楽しみにしている人がたくさんいますよ。

仲田　いや、うちの家内から顰蹙《ひんしゅく》を買ってますよ。「こんなの誰も読まないわよ」って。

箕輪　訳文の部分は難しくて分かんないけど、旅行の話と勉学の話が面白いと思って読んでいる人、いっぱいいいますよ。確かにそういう、教える力を持った人はそうはいないでしょうね。でも、この人なら教えられるって人いないですか、林寛之先生以外に。

仲田　僕、ほかの先生のプレゼンテーションをあんまり聞いたことないので、ちょっとその辺よく分からないんですよ。CareNet みたいなものがあればわかるんですけどね。あと、山中克朗《かつお》（現福島県立医科大学教授）先生もいいですね。僕、大好きです、あの先生。うちにも来ましたよ。山中克朗先生、うちの病院に来たとき、僕のことがすごく羨ましかったようなんです。そのうちにいきなり藤田保健衛生大学（現　藤田医科大学）教授を辞めちゃって、諏訪に行っちゃったんですよ。僕がちょっと悪い影響を与えたのかなと思ったりもしたんですけど。

箕輪　そうでしょう。すぐ辞めたんですよ。先生が引き金を引いたんですよ。

仲田　でも箕輪先生、名物教授を集めて医学部を創るって話はすごく面白いですね。

箕輪　仲田先生が「面白そうだ」と言ってくれたことだけでお話を聞いた価値がありました。うれしいです。

6　地域の人に許されているから離れられない

＜ゲスト略歴＞

中村　伸一（国保名田庄診療所　所長）

１９６３年福井県生まれ。自治医科大学卒業。福井県おおい町名田庄地区唯一の診療所所長。91年の赴任以来、へき地医療を四半世紀にわたり１人で担う。

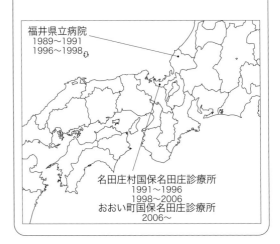

箕輪　先生ご自身は、自治医大が成功だったと思いますか。

中村　ほぼ間違いなく成功だと思いますね。へき地に行くというのを片道切符にしなかった、ということが一番大きいですよね。なんで死ぬのが怖いかっていうと、あの世に逝くのは片道切符なんですよね。へき地医療もなぜ怖いかというと、片道切符だからなんですね。なんかあったら戻ってこられれば怖くないですよね。そこは非常に大きなところだと思いますね。

箕輪　本籍は県あるいは自治体の中に置くので片道切符にならない、という意味ですか？

中村　そうですね。身分はあくまで県庁職員の出向ということなので。

箕輪　立場が担保される、あるいは支えになる、後ろ盾になるとかそういう意味で。

中村　そうですね。学生時代に同じ釜の飯を食った同都道府県の人間が、その後に申し送りをするということもすごく大きいです。それぞれの個性に合った地域をやればいいっていうことですよね。ベテランの総合医ならともかく、若いうちはそれぞれ得意不得意があるじゃないですか。一人の医師がずっといると、その不得意な分野はずっと不得意なままです。ある部分はすごくレベルが上がるかもしれませんけど。それを交代でやっていくので、ある程度標準化されるっていうことですよね。あとは、先輩がこれだけやったんなら、自分はここをもうちょっと頑張ろうとか、その先輩よりもレベルを落とさないようにやろうとか、前に赴任した人を目標にして、いい意味で負けられないというか、もっと続けなきゃという思いがあります。見ず知らずの他人から引き継いだんだったら、どうでもいいと考えてしまうような話なんですけど、学生時代からずっと一緒にやってきた人たちから引き継ぎが行われたことが、へき地の診療所においてはやっぱりいいんじゃないかと思いますね。

箕輪　先生が具体的にこの先生、この先輩、あるいは同級、あるいは同輩、あるいは後輩、この人には負けられない、負けたくないとか、そういうイメージを持ってた人っていますか。

中村　中尾喜久学長だとか、細田先生だとかって僕らの時代にいましたよね。あとは、間藤先生だとか大物教授いたじゃないですか、そういった人たちと自分は比べものにならないわけです。だけど、似たような世代の人たちがやってきたのを、屋根瓦で教えて、橋渡ししていくっていうのは実にリアルですよね。そこが良かったと思いますよね。前の所長だったり、前の前の所長だったり、そういった先輩たちがやってきたことっていうのは、概念じゃなくてそこにカルテとしてその人の筆跡で文字に残ってるんですよね。僕のひとつ前は福井県済生会病院外科にいる高嶋先生で、もうひとつ前は福井厚生病院院長の服部先生です。

箕輪　そういう先生たちのことですよね。

中村　その人たちがカルテに書いたこととか、目の前の患者さんを何年か前に診てたことがリアルに分かるので、そういったことが一番やってて励みになったというか、頑張らなきゃなと思いましたね。

箕輪　ほかの県あるいは隣の県の人で、そういう意味での同級や先輩で先生の支えになった人、中尾先生、間藤先生、細田先生っていう恩師たちとのエピソードはありますか。

中村　学生時代に直接関わったのは、脳外科の助教授だった岩佐先生。あと、物理の木原先生ですね。物理学者なんだけど、地域医療に関してはものすごく造詣が深く、論客でしたよね。ああいう方たちに接することができたのも大きかったです。あと、心理学の楡木先生ですね。岩佐先生、木原先生、楡木先生と3つのゼミに入ってました。そこで随分学ばせてもらったし、今でもそのことは生きてます。あと、同じ家庭医療研究部だった坂根直樹君（12期　京都）なんかは、隣の京都府で働いていて、いち早く糖尿病の世界で有名になったじゃないですか。それと比べて「俺は何やってんだ」、「頑張んなきゃな」と思って見てました。あと、同じく家庭医療研究部だった同期の坂東君もそうですね。彼は徳島の12期の自治医大卒業生で、今は母校の呼吸器内科の教授やってますね。

箕輪　そういう人たちは、先生にとっていろんな意味で頑張る力になった。

中村　1年生のとき、寮で部屋が近かったし、見てきましたから、ずっとね。

箕輪　中村先生は同じ地域で29年間続けてきました。同じ地域でそれだけの年数続けてきた、誇りはなんですか。

中村　学位を取るとか、専門医を取るとか、留学するとか、ほかの医者だったら普通にやってること、僕、ひとつもやってないんですよね。そういった意味では、少し残念だなと思うこともあるんですけど、ほかの人が絶対やらない「ひとつの地域に何十年もいる」っていうことを僕はやってるんですよね。たぶん、先輩でもこんなにやってる人はほとんどいません。29年続ければ、世代交代までみることになります。学校の健診でみてた子どもが自分の子どもを連れて来たり、在宅で看取ったがん患者さんの息子さんの早期胃がんを見つけて治したりということがあるんですね。問診以上に、その家族の病歴をすでに知っているんですね。

箕輪　それは誇りだなって思ったのか。それとも、それを自分は誇りにしようと思ったのか。

中村　後で分かったんですよね。10年やったらそこで分かったことがあって、20年やったらまたそこで分かることがある。もうすぐ30年ですけど、また違ったことが分かってきました。

箕輪　10年、20年の節目よりも、そこで見えてるものは違う、と。

中村　景色がちょっと違ってくると思いますね。3期生の山田隆司先生が岐阜を離れた時点で、もしかしてひとつの地域の最年長は、もう俺になるんじゃないかっていう気がしてて。

箕輪　たぶん、山田先生は20年目くらいで離れたんじゃない。ただ、知ってると思うけど、佐藤元美先生は山田先生と同じかそれ以前から続けてるんじゃないかな。

中村　佐藤先生はたぶん、抜けないと思います。佐藤元美先生ともう一人、誰かいらっしゃいました。もっと探せばいるのかもしれませんけど、長さにおいてはそのお二人ですね。

箕輪　中村先生のアンテナは相当高いので、それで見つからなければ、少なくとも自治医大の卒業生にはそうはいないと思うよ。ちょっと話が飛んでしまうけど、学位も専門医もなくてもいいけど、自治医大で、卒業生として今まで自分がやってきたことを学生に教えてよって言われたらどうする。

中村　実は一昨日、そのために自治医大に行ってきたんです。1年生に地域医療の授業を1コマやってきたんですけどね。

箕輪　その授業は定期的にやってるんですか。

中村　年に1回持ってます。地域医療学の授業の1コマとして梶井先生が教授だった10年以上前からずっと担当しています。へき地での医療の実践っていうテーマで何を話してもいいんです。経年的に少しずつバージョンアップしてますね。バージョンダウンかもしれないけど（笑）。田舎に行くと自分のキャリアが、一歩後退すると思っている人がいるんです。でも実際は、ということで、そこでのエピソードとかをいろいろ話します。

箕輪　それで、最終的な結論は？

中村　ふたつですね。ひとつの地域に長くいて、最初は義務でしかなかったのに、やりがいを感じ、責任感を抱くようになり、地域で医学生や研修医を教育し、執筆や講演で世間に地域医療を伝えていくようになります。さらには、地域医療と関わりが深い総合診療専門医の制度設計に関わるというふうに地域医療に対するスタンスが月日の経過とともに徐々に変わってきます。同じ地域で同じように働き、肩書きも同じだけど、その活動や幅はより深く広くなっています。つまり、「地域医療は奥が深い」ということ。

もうひとつは、僕にとって人生で大切なことはすべて地域から学んだということです。学びの場はどこにでもあり、人生において無駄な経験はありません。将来、地域に出るときに負担感ではなく、ワクワク感をもって赴任してほしいです。この手の話は最終的にはどうなるかっていうと、人生論とか幸福論になっちゃいますが、地域医療の話を人生論とか幸福論を組み合わせながら、授業にしているんですよね。

箕輪　先生のところに福井大学とかほかの大学から来ている医学生がいると思うんだけど、そういう学生たちにも同じレクチャーを提供してる？

中村　高知大学医学部でも年1コマ授業を持ってます。3年生向けの授業ですが、内容はあんまり変わりません。高知大学の家庭医療学の教授の阿波谷君に呼ばれて行ってるんです。ここ最近は、神奈川の土肥直樹先生からの紹介で北里大学でもやってますね。北里大学は完全にオンデマンドです。2年前にコロナ禍になってからは高知もオンデマンドですね。

箕輪　北里や高知の学生は先生のところに実習に来ますか。

中村　高知も北里も来てません。非公式な見学は来てますけど、カリキュラムの中の実習で来るのは自治医大だけですね。地域医療学の教授の小谷君ともしゃべったんですけど、今年の1年生リアクションが悪いんですよ。それは教授会でも問題になってるみたいです。結局、大学に入るなりすべてがオンライン授業になっちゃったので、目の前で人がしゃべってるのにパソコンで動画を観てるような感覚で、他人事みたいに聞いているんです。それがちょっと問題かなと思ってます。

箕輪　さっきの話とも重なると思うんだけど、先生が29年やってきて、一番支えてくれた、医者の人生の中で支えになった人、あるいは支えになったものはなんでしょうか。

中村　特に口に出すわけではないんですけど、そろそろここを去ろうかなとか、辞めようかなって思うときって何回かあったんですよね。その都度、普段の何げない会話の中で患者さんとかその家族から引き留めるような言葉があるんですね。そこですよね。

箕輪　それは特定の患者さん？　それとも、何人かそういう支えになった人がいる？

中村　一番心に響いたのは、自殺した患者さんの奥さんから「先生、こんなことでここを辞めんといてくださいね」って言われたことです。「これからも私、診てもらわんと困りますから」って。「本当にお父ちゃんが最後の最後あほなことしてしもうて、すいません」って逆に謝られたんですよ。

箕輪　自死を遂げた患者さんの主治医が先生だったから、先生が責任を感じたりされないでくださいっていうことを言った。

中村　そうですね。それは引き留められますよね。ものすごく引き留められましたね。

箕輪　それは何年前？

中村　5、6年前かな。あとは、1993年、赴任して3年目のときに、長距離運転した後ですぐお酒飲んで、肩が痛くなって吐いた人がいて、「くも膜下出血の可能性ないわけじゃないからね」と言ってはいたんですが、トリガーポイント注射を打って、点滴でアルコール濃度薄めたら、「楽になりました」って言ったので、「くも膜下出血じゃないかな」と思って帰ったんです。その2時間後にもう一度呼ばれて行ったら意識がもうろうとしてて、救急車で運んだら、やっぱりくも膜下出血だったんですね。それで、僕、患者さんと身内の方に謝ったんですよ。謝ったら、「いや、先生。どんなに一生懸命やっても、間違いは誰にでもあるから。こういったことはお互いさまやから気にせんでくれ」って言われたんですね。

箕輪　患者が言ったの？

中村　患者さんの甥っ子さんですね。「間違いは誰にでもある。お互いさまやから」って言われたんですね。こんな、責められてもおかしくないところで、「お互いさま」って言ってくれるのか、と思いましたね。その患者さんはなんの後遺症もなく治ったんで、それはラッキーでした。

箕輪　今のふたつの話の共通点は「許されること」。自分を許してもらって受け入れられている。許容して自分を受け入れてくれてる人に対する感謝の気持ちと、そういう至らない自分でもいいんだ、こんな自分であってもいいんだっていう励ましになったんですね。

中村　うまくいって感謝されるのは当たり前なんですよ。でも、うまくいかないときも、責められないんですね。そういった人たちに対しては、やっぱりきっちりしなきゃと思いますよね。本当に申し訳ないと思っているときに、訴えられたり、文句言われたりっていうんじゃなくて、それを許してくれるんですよね。

箕輪　それはすごくいい話。それは先生が近くで積み上げてきた、支えてきたものがあって、それが患者さんから返ってきてっていう、循環があるようなイメージ。

中村　そうですね。許したり許されたりっていう関係、お互いさまの関係が成り立つような地域なんですよね。だから、なかなか離れられないっていうところはありますよね。

箕輪　話をちょっと変えまして、先生の自治医大での6年間の教育の話。自治医大の教育、文化の教育で私たちは育ってきていますが、その特徴のひとつは、47都道府県から等しく選抜するという方法。早くから臨床教育を受けるBSL。そして、全寮制で学年も地域も含めたグループだったりとか、そういう教育の特殊性。それがいい悪いじゃなくて、そういう特殊性があった。そういう教育は、先生の中で自分がやっていることに役に立っていますか。

中村　ふたつあるんですよね。ひとつは、幸運なことに5年生のときに、1期生が義務年限明けで戻ってきたことです。その人たちから直接地域の話を聞いたり、授業を聞いたりすることができたんですね。僕らのひとつ上の学年11期生は、たぶん1期生の授業を聞いてないんですよ。家庭医療研究部（旧　成人病研究会）の大先輩である箕輪先生とも、この時期にお会いしましたね。1期生の石川先生にはゼミで、学ばせてもらいましたし、奥野孝先生の授業を聞いてました。だから、1期生の授業、つまり現場にいた人たちの話を直接聞いて、それまでは、理論とか概念の地域医療とかへき地医療だったのが、本当に行ってきた人の話をリアルに聞くことができたんですよね。これがすごく大きかった。ですから、12期生以降は、1期生あるいはそれ以降の先輩たちの本当の地域の話を聞くことができたんですよね。

もうひとつは、上下関係を学んだことです。今はどうか知りませんけど、「自治体育大学」って言われたくらい上下関係が厳しくて、県人会の序列とか厳しかったです。先輩の言うことは絶対服従だということを学んだんじゃなくて、世の中には理不尽なことがあるってことを学んだんです。あの狭い寮生活、人間関係の堅苦しさってないですよ。嫌なところもあったんですけど、今考えてみると、世の中には理不尽なこともあることをよく学びました。地域に行くと、そんなの意味ないんじゃないかっていう、地域特有の非論理的なローカルルールとか、役所特有のわけの分かんない非効率的な慣習とかがあるんです。でも、耐えられるんですよ。

箕輪　その理不尽に耐える力。耐性。

中村　そう耐性です。

箕輪　それは体育系だったが故に？

中村　頭でっかちのやつって、理屈に合わないと受け入れられないんだけど、そういうこともあるよなって、「理不尽さを受け入れる能力」を身に付けましたね。許容量は増えました。

箕輪　県人会の福井県人県連ですか。それともクラブですか。

中村　僕、フォークソングクラブだったんですが、僕らの時代はフォークのバンドはほとんどなく、名前だけ残ってた感じで、緩やかなタテ社会でしたね。福井県人会は結構強固な、タテ社会でした。

箕輪　中尾学長とか高久先生との忘れられないっていうエピソードはありますか。

中村　高久先生は浅草でプライマリ・ケア連合学会をやったときに、市民公開講座でご一緒させていただきました。山田先生が学会長のときでしたね。そのときに高久先生はご自分のうまくいかない話だとか、若い頃の話だとか、プライベートな失敗談だとかも平気で話してくださるんですよね。誰がどう見ても、「医学界のドン」みたいな感じに見えるのに、すごく気さくなんだ、と思って逆に驚きましたよね。

箕輪　こんなに偉い人なのに。

中村　それもこそっとプライベートで話すんじゃなくて、壇上で話すんですよ。そんな面白い失敗談も話してくださるんだなと思いました。ガチガチにお堅い人だと特にやらないでしょうね。

中尾先生は僕らくらいの年代になると直接の接触はないんです。でも、中尾先生は、卒業式の後にお酒の升の裏になんか書いてくださったんですよ。僕、今でも実家で大切に保管してあります。サイン入りの升なんですよね。

箕輪　何て書いてあった?

中村　何て書いてあったか忘れてしまったんですが、「自分が地域医療を終えたときにこの升で酒を飲もう」と思ったんです。だからまだ一度も使ってないです。

箕輪　もし先々そういうことがあったら、そのときにはそれでいただこうと思ってるのね。

中村　そうですね。「中尾先生、最後まで全うしましたよ」って言って辞めようと思ってます。それまではそこに酒を注いではいけないみたいな。自分の中で決めてるんですけどね。

箕輪　なかなか意欲的で、すてきだな。

編集部　12期の中村先生からすると、2期の箕輪先生ってどういう印象でしょうか。

中村　1期生、2期生っていうのは全然違うんですよ。これからどうなるかよく分かんないような大学でしょ。ある程度先が見えてるんじゃなくて、どうなるか分かんないところに行くわけですから全然違うんですよ。1期生、2期生はめちゃくちゃ勉強した人たちなんですよ。過去問がないから一生懸命勉強するしかないですよね。だからみんな優秀なんですよね。僕らは、過去問見て、要領よく適当に勉強してましたが、1期生、2期生は過去問がないから全部勉強するしかない。

編集部　地域に出るときもそうですよね。

中村　多分、最初の頃大変だったと思いますよね。僕らの頃には、失敗例とか成功例がある程度蓄積されていたので、なんとなくこうするといいんだとか、こうしちゃいけないんだっていうのは分かっていました。

箕輪　失敗情報もらってたから、得したんだ。

中村　地域にいたときにもこの人がキーパーソンだからってちゃんと申し送りしてもらえます。最初に行った人たちは大変だったと思いますよ。

箕輪　そういう地域のキーパーソンの紹介は、例えば高嶋先生とかから、「この人はキーパーソンだぞ」っていう、直接の面通しがあるわけ？

中村　それとなく言ってくれてましたよね。

箕輪　実際そういう人たちに支えられている面もあるんでしょう。

中村　そうですね。今、総合診療専門医を目指す若い人は少ないんですよ。その理由をいろいろ聞いてみたんです。そうすると、「先が見えないから」って言うんです。サブスペシャリティをどうするとか、そういうのが見えないからって。多分、1期生の先生が聞いたら、「ばかじゃねえか」って思うんじゃないかな。先が分からないからこそ面白いのであって、先が分からないから不安って何を言ってるんだろうって。パイオニアから見たら先が分からないから面白いのに。

編集部　逆に言うと、そういうシステマチックな思考とか、先が見えないとかっていう人は、地域でやっていくことは大変なんですか。

中村　地域はファジーで混沌としてますよね。問題解決の仕方にしても。臓器別の専門医っていうのは、手技とかは難しいかもしれないけど、やることは単純なんですよね。

編集部　カスケードがありますからね。

中村　技術の難しさとか、治療法の選択の難しさはまた別ですけど、理屈は簡単なんですよ。でも、地域は非常に多様な問題を抱えていて、実に混沌とした状態の中で解決方法を見つけなければいけません。こっちのほうが難しいとまで言うつもりはありませんけど、臓器別専門医のスペシャリストとは別の難しさがありますよね。

箕輪　ちょっと話はまた飛びますけど、自治医大をもうひとつ創るっていう約束があったと当時の中尾先生がおっしゃってます。もし、もうひとつ自治医大を創るとしたらどう思いますか。

中村　先生からの問いがあってから、ずっと考えてたんです。事情が分からないから、あんまり大きな声では言えないんですけど、産業医大を第二自治医大にすればいいんじゃないかって思ってるんですよ。これも言うと怒られるんですけど、臓器別じゃない分野で言うと、僕らのやってるプライマリ・ケアとか地域医療と、救急医療って共通のものだと思ってる人がいっぱいいるんです。でも、僕、救急の人と話しててもメンタリティで同じところがあるとはちっとも思えないんですよ。逆に産業医の方たちと話していると、共感する部分がすごくいっぱいあります。結局やってることが地域か職域かの違いはあっても、「限られた集団を経年的に見ていく」っていう仕事だからすごく似てるんですよね。もちろん、集団の質は違いますよ。現役世代で働いてる人たちと地域の人たちで自ずと年齢層も変わってきます。しかも、やってることが時代に応じて変化してるんですよね。昔、産業医学分野を担当されていた野見山先生に衛生学で習った有機製剤、カドミウム、鉛などの中毒、騒音、じん肺などの問題から、だんだん質が変わってきてるってことです。過剰労働、メンタルケアなど、最近ではがん治療から復帰した人の就労支援、難病の人の就労支援、ライフ・ワーク・バランスなど、産業医の役割は昔の役割も保ちながら変わってきているのではないでしょうか。

僕ら地域医療の医者も、一般的な生活習慣病などの病気、がんの対策、介護とか在宅ケアの問題、最近だと新興感染症、あるいは災害医療だとかそういう問題までだんだんとやるべきことが増えていったり、重点が変わっていったりしています。でもそれは、疾患とか臓器によって自分の重点の置き方を変えるんじゃなくて、地域に必要なこと、あるいは職域に必要なことに応じて自分の姿を変えていく。そういう部分も産業医と非常に似てるんですよ。だから僕、産業医と地域医療ってすごく親和性があると思っています。産業医の人たちと話すといつもそう思ってるんです。でも、救急医療の人たちと話してもそれはないです。

箕輪　親和性がある？

中村　産業医とは親和性があります。でも、救急医とはありません。それで、ここからは妄想なんですが、産業医大が自治医大化し、自治医大も産業医大化すればいいんです。だから、従来のそれぞれの大学が持ってる重要性、例えば自治医大は地域医療をこれまでの7割にして、3割を産業保健にする。そして、産業医大は従来の役割を7割にして、3割を地域医療にする。

箕輪　それは面白いですよ。地域医療を7で産業保健を3にする。

中村　それで、それぞれの義務を交換できるようなシステムにします。もし適正が合わないと思ったら途中で別の道を選んでも大丈夫みたいな形にできたら面白いと思っています。

箕輪　それは、産業医科大学と自治医科大学を「産業地域医科大学」といった形でひとつのものに考えて、それぞれの中での濃度をちょっと変えていったらいいんじゃないかって、そういう発想ですね。面白いね。

中村　産業医がこれほど必要とされ、ここまで増えるって、誰も予想できなかったと思うんですよ。今、日本医師会でも産業医の講習を盛んに行っていますよね。

箕輪　産業医大卒業した人は産業医の資格を取得できる。

中村　そこも、産業医大を卒業しても、もし地域で臨床やりたいならこっちの世界に来てもいいよ、とできるようにする。もし、自治医大を卒業しても、地域が合わなかったら産業医の世界に行ってもいいよ、みたいなことができたら面白いと思います。逃げ道を用意しておくんです。それで、どちらかの義務年限を果たせばお金は払わなくていいよ、という制度にする。最初に決めた道がダメでも、全然関係のない世界に逃げることないじゃないですか。お互いで共有できると思うんですよね。仲良くやっていけると思うんですよ。防衛医大とは共有する部分は少ないけど、産業医大とは共通点がたくさんある。

箕輪　目的別の中で、そのふたつならできるんじゃないかっていうような話ね。

中村　偶然にも、地理的に産業医大は西なので、その第二自治医大ってもしかして当時の通産省に取られたのかなと思ったりもしました。総務省がふたつ創ろうと思ったのを、通産省に取られて産業医大ができたんじゃないかなって妄想しました。

箕輪　半分冗談ですが、1期生の尾身先生がコロナの関連でいい仕事をしているので、彼を学長にして、ふたつ目の自治医大を創るって話を考えてるんだけど、どう思いますか。

中村　本来、本学の学長になると思ってたんですけど、学長選挙で負けちゃいましたね。

箕輪　その辺の舞台裏の話は、一番近くにいた人間なのでよく知っています。

編集部　コロナ禍において、一般人が医師とうまくコミュニケーションがとれなかったり、医療に対する不満が、実際、地域にいるとあったんじゃないかと思うんです。患者さんと良好な関係を築くにはどうすればいいんでしょうか。

中村　そうですね。よくイシアタマって言うんですけど。イシアタマっていうのは、「医師頭」と「石頭」を意味する言葉で、医師は自分たちの思考回路がすごく特殊だってことをすぐに忘れてしまうんですよね。患者さんは、診察室に入ったときだけ患者さんなのであって、診察室から一歩出たら一人の生活者なんですよ。医師‐患者関係にあるときだけ患者さんなんです。その人の生活の中の優先課題がいくつかあって、健康問題というのはその中の一部に過ぎないいんです。つまり、入院してる患者さんと同じように、外来とか訪問診療で接してはいけないということです。入院は、患者さんにとって「非日常」の場面ですよね。だから、その患者さんの頭の中のほとんどは健康問題で占められているんで、そこで健康問題について話をしても多分そのまま通じると思います。でもそれを日常の一部である外来でやってはいけない。病気の原因を追究して、その原因に対して対策を講じさえすればよいという思考回路を、生活者にやってはいけないということですよね。そこなんですよね。

編集部　そのイシアタマをほぐすような教育が今後、必要になってくる。

中村　そうですね。臓器愛とか健康愛とかと違って、多様な人生観があるっていうことはどこかのタイミングで学ぶ必要がある。

編集部　どのタイミングで学ぶべきでしょうか。

中村　学生時代でしょうね。めちゃくちゃ勉強するか、めちゃくちゃ遊ぶかのどっちかだと思います。めちゃくちゃ遊んだやつは社会勉強でそれを学んでます。めちゃくちゃ勉強したやつは哲学とか文学とかの深いところで、それを学んでるんですね。体験で学ぶか、読んだものから学んでいくかのどちらか。どっちも極端で難しいですが、多様な学びをどこかでやるということですね。どちらでもいいと思いますが、そういった経験が必要だと思います。

箕輪　今のは主に医学教育に関してですよね。

中村　そうです。学生時代の次に来る学びの機会は、初期研修の地域医療研修で初めて地域に出たタイミングでしょうか。そのときには実臨床を通じて、患者さんには多様な人生観があり、それに寄り添った医療を行おうとすることで学べると思います。大切なのは医療以外のことにも興味を持っているかどうかですよね。先日、珍しく研修医に「おまえ、それはあかんぞ」って真顔で怒ったんです。それが何かというと、選挙に行ってないんですよ。社会に興味を持たないのは非常にまずいと思いますね。だから、「おまえ、それはあかんぞ」って頭から否定したんです。

箕輪　最後に、ひとつだけ。半年なり1年なりで、自分で好きに講座を作れる、授業を作れるとしたら、どんなのを作りたいですか。

中村　幸福論。幸福論っていう講座を作りたいですね。

箕輪　幸福論というのは、患者さんも医師本人も含めて？

中村　そうです。何をもって幸福なのか、あるいは幸福になるにはどうすればいいのかっていうところから始める。医療は幸福の中のひとつのパーツにすぎないという自覚を持つために幸福論を学ぼうとすると、心理学、哲学、宗教、そのほか実践的な多様な学問を組み合わせたり、新たに何かを生み出したりしないと分からないですよね。

箕輪　イシアタマをほぐすっていうことですね。

中村　そういうことです。おっしゃるとおり。イシアタマをほぐすためです。なんのために医師をやっているのかというと、人の幸福のためのはずなんです。でも、どこかで間違って自分を満足させるための行動に変わっちゃうんですよね。でも、本来はそうじゃないってことですよね。

箕輪　患者さんのための行動が、いつの間にか自分が満足するための医療に。

中村　医師を目指したときは「困った人を助けたい」なのに、専門性を獲得すると「自分が困ることはしたくない」になってしまい、自分の満足に軸足がずれていく。そこを何とかするには、従来の哲学のような小難しいものじゃなくて、幸福論なんですよ。

箕輪　哲学じゃなくてね。

中村　なんでわれわれは仕事をしてるのか。どうやったら人は幸せになるのか。自分たちはそれにどういった面で寄与してるのか、医療者自身は何をもって幸せを感じるのかっていうことを、一緒に考えていこうっていう対話方式の授業ですね。対話を重視しながらやるのがあったら面白いと思いますよね。どんなカリキュラム組もうかな。どんなプログラム組もうか。ちょっと難しいですけど。

7　考えていることを曲げずにやってきた

＜ゲスト略歴＞

塚田　次郎（塚田こども医院　院長）

１９８１年自治医科大学卒業、同年医師国家試験合格。新潟市民病院にて臨床研修、新潟県立坂町病院小児科勤務を経て、１９９０年上越市栄町にて塚田こども医院を開設。２００１年から病児保育を開始。日本小児科学会認定医。日本小児科医会「子どもの心相談医」。

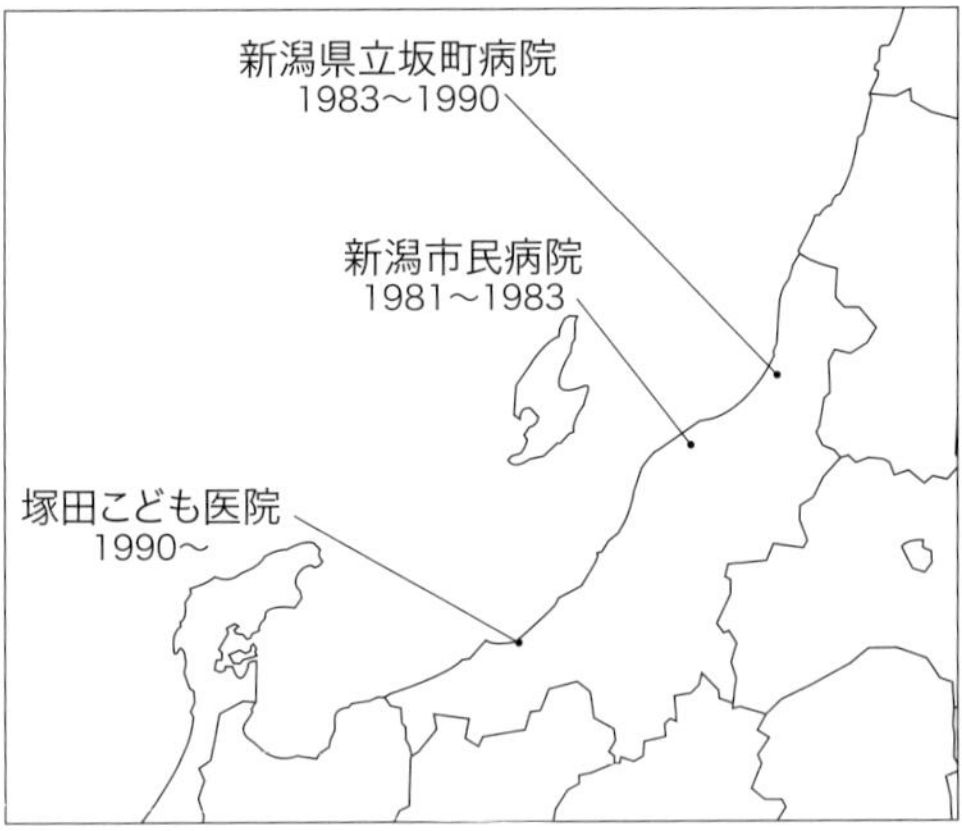

箕輪　私は個人的に自治医大は成功したと思っていますが、塚田先生は自治医大は成功したと思っていますか。

塚田　全体としては成功しているということなんでしょうね。日本の医学界の中で非常に特異な存在です。最初から特異ですけども、今でもその地位を保ってますよね。

箕輪　特異というのは、どういう意味で？　半世紀たった今でも特異であるというのは、どういう点を言っていますか。

塚田　私は新潟なので新潟の卒業生しか知りませんが、当然地元には新潟大学があるんですが、その人たちが一生懸命やらないところを自治医大の後輩たちが一生懸命やっていますよね。新潟の県立病院は50床、１００床、２００床くらいの中小規模の病院が多いんですけれど、そこの半分くらいは自治医大の卒業生が院長をやっていますし、みんなそれぞれ結構頑張っていると思います。自治医大がなければもう潰れていたんじゃないかな、という病院が県立病院で多いですね。

箕輪　今のお話は、自治医大に行って帰ってきた卒業生たちが新潟県の地域医療を支えている、あるいは県立病院を支えている、県立病院が滅びるのを防いだ。

塚田　滅びたほうがいいのかもしれませんけどね（笑）。中小の県立病院はうちの卒業生が支えていますよね。

箕輪　そういう意味での特異的な存在であり、なおかつそれは成功といっていいということですか。

塚田　地域のためになっているという意味ではうまくいっている、成功だと思います。自治医大がなければ地元の大学、例えば新潟大学がその地域で本当に責任を持ってやれるかっていうと当時は全然そんな体制ではないので、多分うまくいかなかったでしょうね。今でもうまくいっているかどうか分からないけど、存続しているという意味ではうまくいっていると思うので、そういう状況にはきっとならなかったと思いますよ。そういう存在を、そういう人材を供給するという意味合いでは自治医大は非常に大きいですよね。

箕輪　そういう人材を供給できたということですね。今の話とは違いますが、先生は小児科医として仕事をされていますが、自治医大の卒業生としてこの30年、40年近くもやっていらっしゃって、誇り、あるいは大切にしてきたことって何かありますか。

塚田　自分の思っていること、考えていることをできるだけ曲げずにきました。

箕輪　考えていることを曲げずに信じるところに従ってやってきたのは、それは医者として。

塚田　そうですね。

箕輪　医者の人生としてそういうふうにやってきた。それは自治医大で教育を受けたこととは特に関係ないんでしょうか。あるいは自治医大で強化された？

塚田　自治医大がなければ、金銭的な面で私は医者にはきっとなれなかったと思います。医者には全く関係ないルーツのところで、貧乏人が何か考えて医者になろうと思ったときにチャンスを与えてもらった、ということでは非常に大きいものがありますよね。

箕輪　地域選抜、修学資金貸与っていうのが自治医大の仕組み。それはきっと、塚田先生が言った特異性の中の大きな柱のひとつです。各都道府県から選ばれて、本学に送って戻ってきて、その人たちが修学資金貸与に対する義務年限を満たすということの仕組みについて、どういうふうにお考えですか。

塚田　基本的にはそういう仕組みがなければ医者になれない人たちって多いと思うので、そういう形のものは必要だとは思いますね。貸与という形がいいのか、給付という形がいいのかは分かりませんが。実質的には、自治医大は給付ですよね。

箕輪　義務年限で返済するっていう仕組みはやむを得ないという考えですか。

塚田　それに対してどういう形で恩返しをすればいいのかっていうのは、いろいろあると思います。一律に自治医大の今やっているような形が本当にベストかどうか分からないですが、一定の義務を課す、あるいは一定の成果を求めるというのは当然あって然るべきだと思いますね。

箕輪　それは妥当であるという意味で、然るべきだってことですね。

塚田　ただし、それはその人によって違うし、その条件とも違うから、どういう形が一番いいのかはちょっと分からないですね。例えば、基礎をやりたいって先生がやっぱり臨床やらないといけないよ、と言われたときに、どこまでやってもらうかとかね。そういうのはちょっと分からないですよね。

箕輪　入学時点の動機とミスマッチが生じている可能性は十分にありますね。

塚田　私の場合には臨床やるつもりで医者になりたいということで入ったので、その点での迷いはなかったですけど、もしかしたら医学教育を受けている中で自分はこれがやりたいんだっていうのが出てきたときにどうするか、というのは柔軟に対応してあげないといけないとは思います。恐らくある程度柔軟にやってくれているんじゃないですかね。今の自治医大がどうなっているかはよく分かんないけど。

箕輪　十分に柔軟にやっているとはいえないですが、卒業に至るまで、あるいは卒業してからの軌道の修正というのは、確かに例外的にはありますよね。

大学の仕組みの特徴として、例えば全寮制であったことや、臨床の教育をとても早くから始めたことは、自治医大の特異性のひとつなんですよ。これについてどういうふうに思っていますか。

塚田　私は、全寮制とはいえ、いたのは3年間だけなんですよね。4年生でもう外に出ちゃったので必ずしも全寮制6年ではないんですが、少なくとも初期の1年2年の間が全寮制であったことはやっぱりよかったのかなと思っています。ほかの友達あるいは先輩たちと、いろいろと話す機会、触れ合う機会があったっていうことはよかったんじゃないかと思いますよね。もしそれがなくて、さらに生活環境が整っていればそれぞれ自由にやっていたのかどうか、分かんないですけどね。ある程度はやっぱり全寮制の意味はあったんだとは私も思いますね。

ＢＳＬについては、今はどうなんですかね。当時は非常に早くから臨床の勉強をさせてもらいましたよね、実地的なことも含めてね。私は非常に役に立ちましたけどね。附属病院が始まって間もなかったから人手が足りなかったからという部分が大きいかなと思いますけど、臨床実習のときには点滴係、採血係なんかをやらせてもらったしね。私はやってなかったけど手術のときの主治医をやっていた友達もいるくらいですからね。そういう意味では学生のうちにいろんなことを勉強させてもらった、実地的な勉強をさせてもらったってことは、当時はよかったなとは思います。今はできないでしょう？

箕輪　昔もできなかったんだけど、やっちゃってたんです。

塚田　あんまりそれ大きい声で言っちゃいけないんだろうけどね。卒後、大学病院に行くのは嫌だったので、新潟市民病院で初期研修をやったんですが、そのときにはほかの2年目の研修医くらいのことはもうできてましたよ。ですから、学生の頃にいろいろとやらせてもらったことは、すごく実地的には役に立ちましたね。

箕輪　そうですね、それはみんなが思っていますね。塚田先生は学生時代から確信犯のように自分の思ったことをどんどん言ってる人だったので、9年の義務年限後にすぐに小児科を開業されたのもとってもすごいなと思ってみておりました。

塚田　ありがとうございます。

箕輪　当時そういう人はあんまりいなかったでしょう、4期生で。

塚田　好きなようにさせてもらっていたという感じですかね。

箕輪　中尾先生、高久先生のお二人についてなんですけど、私個人は、中尾先生がずっと私たちに語り掛けた言葉と、高久先生が非常に実際的だったので、初代の中尾先生と二代の高久先生にすごくいろいろな意味で支えられたなと思っています。何か2人のエピソードで記憶に残っていることありますか。

塚田　4期生くらいになるとあんまり直接的な繋がりがもうないんですよね。おそらく箕輪先生のような1期生、2期生くらいと随分もう変わってきたような気がします。中尾学長がもう既にある程度作られたところに私たちが入っていったんじゃないかなという気がしますね。なんかエピソードがあるかというと、中尾先生は学生のことをちゃんと覚えていて、理解してくれていたな、というのはありますけどね。私がいた頃の高久先生は血液内科にはおられたけど、内科の教授足りなかったから何でもやっていましたよね。

箕輪　じゃあ今度は、自治医大の同窓生、先輩後輩の中で、自分はあの人に感化を受けた、あるいはとっても大事にしている、そういう仲間はいますか。

塚田　新潟県はみんな優しい人ばっかりで、仲良くはなるんですけど、そんなに感化を受けた人もいないですね。そういう意味では私はもう、一人で勝手にやっていたっていう感じです。同級生の中でもそれから県の中でも自分の思うことをやってただけかな。恐らく同級生の中ではちょっと異端児だったんだと思いますけどね。

箕輪　でも、みんなに迷惑を掛けたわけじゃなくて、いい仕事してたらいいじゃない。

塚田　うん。それでいいと思いますし、あまり染まろうという気持ちも最初からなかったですから。

箕輪　その中で特に長く付き合っているとか、仲良しとかっていないの？

塚田　それがあんまりいないんですよね。そこは私の私たるところですね。もともと、つるんだり、一緒にいるのがあんまり好きじゃなくて、そこで気遣うのが嫌なんで、一人で決めて一人で何でもやっちゃいたいと思っていました。人にお願いするなら自分でやったほうが早いよ、と。学生の頃から通してみると、それがいけないんですけどね。

箕輪　分かりました。考えていることを曲げずにやっているのとは別に、自分が医者としてこれは誇りに思っている、これは心に持っている、これが自分の支えなんだっていうのは、何ですかね。

例えば、よくインタビューで出てくるのは「患者さんが私を支えています」というような言葉。

塚田　私は小児科なので、お父さん、お母さんに病気の説明であれ、なんであれ話をするのは好きですし、理解してもらいながら医療を進めるということはこれまでも貫いてきたし、今もやっていることです。一昔前の「俺についてこい」みたいな医者は嫌いですしね。そういう部分も場合によってはなきゃいけないんでしょうけどね。話はちょっとそれるかもしれませんけど、私は義務年限が終わってから7年間県立病院にいて、そこでそのまま続けていってもいいかな、と思っていたんです。でも、だんだん嫌になったのは、私が患者さんにパンフレットを作ったりしていたんですが、ほかの科のドクターたちはやってないのに勝手なことをするな、みたいな感じになってきて、なんか受け入れてもらえないな、と感じたからなんです。だったら自分で責任持ってやれるようにしたいなというのが県立病院を辞めた一番大きな動機なんです。なので、患者さんにしっかり説明しながら医療を行っていくというのはずっとやってきたし、その点ですかね。大した言葉じゃないですけど。

箕輪　今の言葉でいうとシェアード・ディシジョン・メイキング（ＳＤＭ）というんでしょうけど、その時代にそういうことを貫いた。それを患者さんも受け入れてくれた。だから、とてもはやっているんでしょう？

塚田　はやっていますね。新潟県で一番大きい小児科医院です。２００1年から病児保育を行っていますが、「断らない」の方針を貫いています。利用者は年々増加し、近年は年に４０００人ほどになりました。これは日本で2番目に大きな規模なんです。

箕輪　すごいね。みんな受け入れてくれている。大成功だね。

塚田　そうですね。県立病院にそのまま医者として残れなくはなかったんですが、やっぱり一番嫌だったのは自分がやりたいことができないことだったんです。そのひとつが患者さんに対する説明もなんかうまくできなかったことですね。周りがみんな公務員ですから、公務員でいたくないという気持ちもありましたけどね。

箕輪　分かりました。もしも、今の仕事を任せることができたとして、仮に自治医大に母校の教官として帰ることがあったとしたら学生に何を教えます？

塚田　医学的なものは何も教えるものはないので、大学で教鞭を執るなんてとてもあり得ないですね。看護大学で学外講師として年に何回か話をしたりはしてますけどね。その程度の易しいものはできますけどね。あとは何でしょうかね。病児保育の話でもしていきますか。子育て支援、小児科医と子育て支援との関わりについてはそれなりに考えるものがあったんで、そんなことですか。

箕輪　小児科医としての病児保育での貴重な経験、あるいは子育て支援、それから患者さんに理解してもらえるように医療を行うこと。そんなことを伝える。

塚田　ですかね。そのくらいしかないですよ。

箕輪　今度はもっと話はとんでもなく飛んじゃいますけど、中尾先生は「私は東に自治を創ったけども、ふたつ創るうちのひとつだ」というようにおっしゃっていたんです。半分冗談なんですが、もし自治医大が成功だったとしたら、同じような仕組みの大学を創ったらちゃんと働く医者が生まれて、みんなから評価されると思うんですが、もうひとつ自治医大を創るとしたら先生はどう思いますか。

塚田　現実的かどうかは別として、面白い試みだとは思いますね。興味深い。その自治医大をふたつっていう話は、私も当時聞いていたように思います。西のほうにもうひとつ、と。なくなった経過はよく知りませんけれども。当時、一県一医大って出ましたよね。それが満たされたので、もうひとつの自治医大が必要なくなったのかな、と思っていたんです。一県一医大と、ほぼ同時に始まった話ですよね。小さくても医学部があればもういいだろうという話かな、と。ただ、必ずしもその県に医学部があるからその県の医療状態が良くなるかといえば、医者は増えるけれども必ずしも良くなるとも限らないですよね。自治医大のようなしっかりした人材が供給できるところがあるっていうのは面白いとは思います。

箕輪　塚田先生のおっしゃっているのは、今と同じ自治医大をもうひとつ創るという発想ですね。私の夢は少し違っていて、例えば今回のコロナや災害の場面で、診療科にとらわれずに現場に行って、そこに必要な医療を提供する医者を育てるってことなんです。特別な道具がいる医療じゃなくて、普通の医療をする医者として、人が困っているところに進んで働きに行く医者をつくるっていう意味での、もうひとつというのはどうですかね。

塚田　どの分野の医者が求められるかで、第2自治医大というのがまた性格が変わってくるかもしれませんね。全く同じものである必要はないかもしれませんね。

箕輪　全く同じだと面白くないよね。

塚田　評価するとしたら、新設大学だから面白かったなというのはありますよね。今までの大学と違って、まずひとつ新しいことがあった。何も決まってないところだから自分の好きにやらせてもらったなというのがありますね。もうひとつはやるべき分野も必ずしも決まっていなかったじゃないですか。新潟県の場合には県立病院が多いし、人口が比較的多い県だから内科系の臨床医になることも求められていたわけですが、必ずしもそういうのがない県もあったりしますよね。そうすると、その県の状況によって自分の身の振り方を考えながら、その中で自分がやりたいことをやらせてもらえたというのがあります。そこでミスマッチさえ起きなければ、もし第2自治医大ができても、そこでやることが新鮮ですよね。

箕輪　あまり決めつけないで、どちらかというと、新設医大であることの柔軟性、あるいはいろんなことにチャレンジできる雰囲気、そういうものを活かせば十分楽しいんじゃないかって、そういうことですよね。

塚田　そうですね。日本の世の中全般の話としては、私ももうそんな領域ですけれども、年寄りがいろんなものを決め過ぎていて、若い人に任せられてないですよね。若い人の悪い面ももしかしたらあるかもしれないけども、若い人たちが自由に発想して、やる気を出してやれるような世の中にしない限り、もうこの日本はなかなかいいほうに進んでいかないんじゃないかな。当時若かった私にいろんなことを任せてもらったし、させてもらったって意味合いでは自治医大という存在は大きかったなというふうに思いますね。

箕輪　いかにも小児科医らしい発言ですね。若い人にそういう目を持ってるのは柔軟だよね。すごい柔軟。素敵ですね。

8 目の前の患者から逃げずにコツコツと

〈ゲスト略歴〉

倉澤　美和（西吾妻福祉病院　内科）

１９９２年自治医科大学を卒業。１９９５年より東京都の山村、離島などの勤務を経て２００２年から地域医療振興協会　西吾妻福祉病院に着任、２０１５年より同院診療部長（現職）。20年間、山間へき地の小規模病院で、専門分野にとらわれない診療を幅広く行い、病院嫌いだった人が通い続けられる外来診療を目指している。最近では、へき地に派遣される若き精鋭総合内科医達と、ＬＩＮＥを用いて最新の知見の吸収に努めている。日本内科学会総合内科専門医、日本消化器内視鏡学会専門医、プライマリ・ケア連合学会指導医、禁煙専門指導者。私生活では同窓の産婦人科医の夫と、島や山育ちの3女1男がいる。子どもたちが巣立ち、庭仕事や、夫とともにバイオリン二重奏をYouTubeへ発信するなど山暮らしを楽しんでいる。

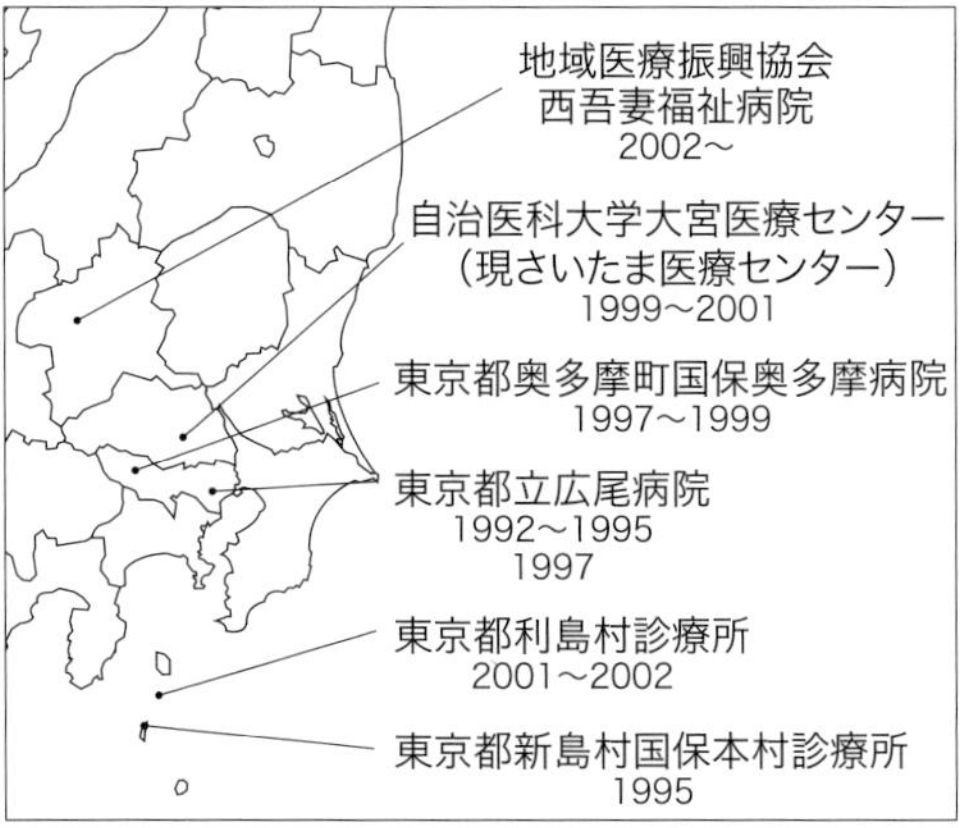

箕輪　美和先生は、自治医大は成功したと思っていますか。

倉澤　結論は、うまくいっていると思います。卒業生が大学の枠にとらわれず地域とか現場で活躍しています。例えば、震災のときとか、コロナのときとか、そういう非常時のときに活躍し、困っている人の役にたっている方が母校の卒業生に多いと感じるので、そこが一番ではないかと思っています。

箕輪　古屋君とか白石先生たちが被災地にすぐに行ったり、今回のコロナで一躍有名になった尾身先生もいますね。へき地って一番被災する場所ですからね。最前線ですよね。そういう意味では、働いていると同時にどうしても被災者ですよね。

倉澤　たぶん皆さん、逃げずに目の前のできることをするっていうのが身に付いてるんだろうなって思います。

箕輪　その言葉、いいですね。逃げない。目の前のことをちゃんと自分で引き受けられる。それは、自治医大の卒業生のひとつの特性ですね。

倉澤　義務年限は良し悪しいろいろあるんでしょうけど、田舎に20代後半ぐらいで投げ出されて、逃げられないところにいるわけじゃないですか。目の前の人に自分のできることを責任持ってやらなきゃいけないところに強制的に置かれる。そこでできることからやると、若造でも信頼される。それでますますやろうっていう気持ちになって、さらに2年とか3年とか置かれてる。そういう経験を経て、皆さんがその後、目の前の人にできるっていうのも環境として良かったんじゃないかなって思います。

箕輪　そのことは多くの人たちが語っているし、月刊地域医学で吉新理事長がアンケートをまとめた中にも触れられています。地域医療振興協会が出した書籍「地域医療のかがやく未来へ」の中でも触れてくれているので、恐らく多くの人が、それが良かったんだろう、と感じているんですよね。ただ、強制的にとか、義務的にとか、無理やり、おしきせみたいなものに対して、どうしても抵抗感があることは私たちも全く同意見なんですけど、それが人を育てたんですよ。

倉澤　そういう場に立たされたことで技術とかじゃなく、人間として鍛えられました。例えば、こういう機会がなく、病院の中で待って医療をしていたら、私だったらどこか他人事になったり、その人は自分の範疇じゃないと考えて、それこそ逃げるというか、そういうふうになりがちになってたんじゃないかって思いますけどね。

箕輪　自治医大の入学生一人ひとりは特別な能力のある人間では、きっとなかったと私は思うんです。6年の教育とその後の現場で育った、鍛えられたっていうのが、きっと間違いないと私は思う。

倉澤　卒業の前に、地元の歳の近い先輩たちが三宅島とか新島とか小笠原とかでそんなに肩肘張らずに楽しくやっているところを身近に見られたので、卒業して出ていくときに、「そんなに肩肘張って頑張んなくていいんだ」と思って、自然にいけました。そういう意味で学生時代に実際に働いている先輩の姿を見られたっていうのが教育という面でも非常に良かったかなと思います。

箕輪　全くおっしゃるとおりだと思います。そういう美和先生が自治医大の卒業生として、特に大事にして生きてきたっていうことはありますか。

倉澤　私は特別な能力や才能があるわけでもないんですけど、目の前の人に役立てるようにしたいっていう、それだけかなと思います。ほかの先生みたいに島で手術をするとか、硬膜下血腫で頭にドリルで穴開けるとか、そういう武勇伝もないですけど、島の診療所にいたときは、道を教えてあげるとか、ほんとうにつまらないことでもいいので自分が役に立てる目の前のことをやっていこう、と考えていて、その考えは今でも変わりません。今はすごくへき地にいるので、生活が貧しかったり、理解が足りなくて病院になかなか来ない人に対して、「なんで来られないのかな」と考え、家庭の事情や経済的なこと、本来では医者がするようなことじゃないところまで含めて役立てることがあれば何でもしています。例えば、大きい病院から難しい病気の治療後の人に対して、「定期的な輸血をしてください」などと依頼されれば、自分にできることであればなるべくやろう、と思って目の前の人の役に立とうと心がけています。あとは、自分が分からないことは聞きながらやるのも大事にしていることです。

箕輪　とっても立派です。それをずっと続けられたらとっても素晴らしいですから。

倉澤　できないこともいっぱいありますけれどね。病院の中でも、今コロナの体制とかでいろいろ悩むことがあったり、スタッフで働きにくい人がいたらどうしたら環境が良くなるかなとか、そんなことを考えたりしています。

箕輪　分かります。誰かがそういうことを考えてやってくれないと困るので、そういう人がとっても大事です。もし、美和先生が10年間自治医大に行って、先生やりなさいって仮に言われたら何をしますか。

倉澤　私が教えられることは今、はやりであれば、患者さんとか診療のことに関してのいろいろな問題、マルチモビリティーとか、そういう人の対応とかは診療の意味では教えたいですね。あとは地域での身の処し方とかそういうことになるんですかね。あんまり教えるっていうこと、やってこなかったので。

箕輪　今の文脈の中に女医さん向けっていうのはなかったけど、それは考えてない？

倉澤　私自身のことで考えても、診療のことは「女性だからこうしたい」っていうのはあんまりないですね。実際、今も子育て相談とか進路相談とかはあんまり受けないんですよ。女性の医師って自分で解決したがる傾向があると思うので、「こうすべき」という講義をするよりは、「私はこうしてきた」という経験をお伝えして、問い掛けしやすいようにするとかですかね。もし大学に行くんだったら、牧野伸子先生がやっていることに近いかもしれませんが、問い掛けしやすくなるような仕組みをつくるとかもやってみたいですね。牧野先生は自治医大卒女性医師の先駆者の一人として大学に残り、ご専門の公衆衛生学以外に卒業女性医師の支援を継続してくださっている先輩です。

箕輪　そういう仕組みづくりをやってみたいですか。

倉澤　女性って、子育てが終わって自分の問題が片付くと、親の介護までの間は「喉元過ぎれば熱さを忘れる」ということがあるので、そこが良くないことだなとも思うんです。自治医大に関しては、女性のなかにも学生時代から優秀な同級生はたくさんいるけれども、女性ということでへき地での勤務条件や、後期研修のタイミングでそれぞれの都道府県で本人の希望や選択が制約されるというハンディがあることも聞いているし、もっと力が出せる人はたくさんいるはずなのに何かが阻んでるのかな、というのは感じています。

箕輪　自治医大卒の女医さんのなかに、力を出し切れていない仲間がいるように感じていました？

倉澤　もちろん活躍している方もいるし、表には出なくても地域の現場で長くやっている方っていうのは、同級生も含めてたくさんいるんですけれども、あまり自分から発信して何かをするっていうのはしていない方が多い印象です。

箕輪　残念ですね。残念だけど大丈夫ですよ。みんな強いから、まだまだ出てくると思いますよ。そういう意味でも、手伝ってあげて、私なんかこうしたわよって、どんどん発信してください。

倉澤　ありがとうございます。

箕輪　もう少し一般的なことを聞きます。医者としての自分の人生で一番支えになっている、あるいは医者として生きていく上で支えになっている、あるいは自分の背中を押してくれる推進力になっているものはなんですか。

倉澤　一番というと難しいですが、家族と患者さんです。家族には働ける環境を全部つくってもらっています。私の場合は、実の母と姑が子育ての力になってくれたことも大きいです。また、主人は、私が産休や育休を取得する度に、資格を取るとか、論文を出すとかを勧めてくれました。そういう仕事上のサポートは絶対的に家族ですし、子どもたちも仕事をすることについては応援してくれていました。

患者さんは、力を出して結果が良ければ喜んでくれます。あるいは、結果が良くない場合も受け入れてくれたりするので、医師としての心のモチベーションを上げてくれる、維持してくれるのは患者さんだという気はします。

箕輪　家族のことでもう少し教えてほしいんですけど、旦那さんの剛太郎（17期　神奈川）さんとは、離島勤務などで、離れ離れで随分別居して大変な時期があったじゃないですか。

倉澤　そんなには離れてないですけど、まあ。

箕輪　離れてやってた時期は随分あったでしょ？　大変にご苦労されたんじゃないですか。

倉澤　全然。

箕輪　今はインターネット環境もよくてテレビ電話なども普通にあるけど、当時はそうじゃなかったでしょう。

倉澤　でも電話がありましたからね。電話もあるし、メールもありましたよ。私が新島に行ったとき、主人は研修医だったんですけど、厚木から月に2回くらいは船に乗ってまめに来てくれてました。あと、主人の母とは1年間同居しました。子どももいたので、主人にとっては自分の親がいたほうが行き来はしやすくなったのかもしれないです。あとは「亭主元気で留守がいい」じゃないですけど、離れていることが普通だったので、逆に義務年限が明けて今の病院で一緒に働くことになって、5年ぶりに一緒に住むのに、職場も家庭も一緒で大丈夫なんだろうかって心配したりもしました。離れていることを勧めるつもりもないんですけれども、離れてもいいかなっていう気はします。

箕輪　家族の在り方はいろいろありますね。

倉澤　そういうことですね。

箕輪　でも、むしろすてきな話ですよね。

倉澤　でもケース・バイ・ケースだと思うので。私が離れてうまくいってたから、「一緒にいなくても大丈夫。義務で行けば」って押し付けるのも間違っていると思います。

箕輪　医師の同級生とか、あるいは後輩でも先輩でもいいんですけど、美和先生にとってこの人はとっても大事、この人はとっても大切なんだっていう人は誰ですか。

倉澤　たくさんいすぎて難しいですね。広尾の研修医だったときの六年上の小山茂先生は、診療の上でも師匠でした。今は本当に疎遠になってしまいましたけど、新島のときに一緒に働いていた血液内科の亀高先生は本当に身近なロールモデルでした。

箕輪　新島は2人で働いていたの？

倉澤　そうなんです。新島の複数勤務で、しかも女医が2人ってかなり心配されたんだと思うんですけれど。あとは、亡くなってしまったんですけど、今の病院の初代の院長だった群馬県の田子俊彦先生（6期　逝去）が本当に心の支えでした。私が大宮に勤務していたときは専門医がいっぱいいて、すぐに患者さんを取り上げられちゃっていたので内視鏡の経験があんまりなかったんです。それで、西吾妻に来たときに、吐血の患者さんの血が出ている間、私が内視鏡を握っていたんですけど、田子先生が後ろに立ってて、「おまえがやれ」みたいな感じでずっと見守ってくれていましたね。なかなか出血が止まらなくて慌てていても「いざというときは引き受けるから何でもやれ」みたいな雰囲気で、すごく度量が大きくて、一緒に働けたのは、すごく自分のモチベーションも上がりました。

箕輪　短いですよね、1年くらいですか。一緒に働いた時期がそんなに長いわけでもないんですけど……。

倉澤　いや、何年かは一緒に働きましたね。もう亡くなられて10年以上ですけれども、産休を取ったときも心から祝福していただいたし、恩を語ればきりがないです。あとは三ツ木先生、塩谷先生、うちの主人も含めて、一緒に働いている先生たちは、私が産休・育休で休んだ穴を何も文句を言わずに埋めてくれてました。今も一緒に働いているんですが、今一緒に働いている先生たちは決して患者さんから逃げません。そういうことについては尊敬することばかりです。

箕輪　今、西吾妻にきて何年目でしたっけ。

倉澤　開設して2カ月後に来て、今度で丸20年になりますね。

箕輪　20年。素晴らしい。中尾学長は先生が入学されている頃には、最後のほうだったかな？

倉澤　そうです。最後の最後です。

箕輪　初代の学長、2代目の高久学長について、何か忘れられないエピソードはありますか。

倉澤　高久先生は群馬の集まりにも顔を出していただいているので、何度も直接お会いしています。中尾先生については、私が学生の頃に「女子学生との集い」というのをやっていて、集まってお話を聞く機会があったんです。内容とかは全然覚えていないんですけれども、ふくよかな丸いお顔で、にこにことされていました。偉い先生なのに、すごくフレンドリーだったたっていう印象です。中尾学長っていえば、「もうこりた（忘己利他）」っていう言葉ですよね。それをセットで覚えています。

高久先生のほうは逆に学生時代と卒業してすぐではなくって、群馬県の集まりとかでお会いしました。立派で偉い方なのに気さくに学生にお話をしてた姿が印象的で、内容とかそういうことより見たときの人柄の良さとかそういうところが印象深いです。

箕輪　何か直接にお願いして、あるいは助けられてとか怒られてということはないですか。

倉澤　たぶん、私たちの学年って、1期生、2期生に比べると、大学を一緒につくったとか、寮でお偉い先生とずっと語り合ったとかっていうほどの近い感じはなくて、少し離れている感じなのかなって思います。

箕輪　もう少し拡げて、自治医大の教官の中で、忘れられません、おかげさまですって人は。

倉澤　今、ぱっと思い出したのは、病理のBSTにいた斎藤教授。病理ってどちらかというとマイナーで患者さんと直接触れ合えないところなんですけど、講義で「この細胞の見立てひとつでこの患者の人生が変わる」っておっしゃってて、顕微鏡でミクロなところを見る人が患者さんの生き死にをちゃんと考えているんだなって感じたのを覚えています

箕輪　自治医大は全寮制で、各県から選ばれて、都道府県に戻って、そこで義務年限を果たすじゃないですか。しかもBST臨床の教育は早くからやるという、ある意味ちょっと特殊な教育をずっとやってきている。この教育は、どうだったんですかね。

倉澤　私は親離れをしたくて、寮に入りたかったので、それは良かったと思います。ちょっと余談なんですけど、うちの子ども4人とも寮のある学校に入れてます。子どもを寮のある学校に入れると、同級生の親が自治医大の同窓生だったりするんです。話を聞くと、自治医大の卒業生には自分の子どもを寮に入れている人が結構多くいます。卒業生の勤務地が田舎なので、教育が充実したところに入れるという意味もあると思いますが、「自分が寮がいいと思っていたから子どもを寮に入れてる」ということは明らかです。こういう話を聞くと、間接的にも寮は良かったんじゃないかな

と思います。

実地で早くから実習をすることで点滴を入れるとか、そういうテクニックは確かに身につきますが、医者になったら全員が覚えることなので、あまり関係ないと思います。ただ、今でも忘れられないエピソードがあるんです。血液実習のときに点滴に失敗して、60代の白血病の女性をすごく怒らせてしまったんです。それ以降、その女性に辛く当たられてしまっていたんです。でも、めげずに毎日誠意を見せて通っていたら、ある日その意地悪だった女性が涙ながらに「辛い思いをさせて悪かったわね」と言ってくれて、それをきっかけに仲良くなったんです。患者さんが医者に辛く当たるときは、体調が悪いとか、病気に悩んでいるという理由があったんだなっていうのをBSTの経験で理解することができました。辛く当たってくる患者さんには何かしら理由があるということまで考えて背景まで予測できるようになったのは、BSTのおかげです。そういう医師・患者関係を学ぶという意味で早くから実習するのは大事だと思います。

箕輪　話が飛びますけど、自治医大をもうひとつ創るっていう話があったとしたら、どうしますか。そんなことあったら面白いと思いますか。

倉澤　箕輪先生からその話を聞くまでは全く考えたことがなかったですし、今は地域枠もあるので、どうなのかなんて話もあると思います。でも、今回この話を聞いて、地域枠と自治医大の違いを改めて考えてみたのですが、全寮制や、義務があることが大きな違いなので、個人的にはもうひとつできたら面白いと思いました。新しく医学部を創るっていう発想自体が簡単なものではないですが、もし、いろんな状況が許して、もっと多くの医師を養成しよう、となるとしたら、そのうちの1校くらい全寮制の義務がある学校があっても面白いと思いました。義務は義務で、また強制するのはどうなのとかっていうこともあるけど、寮も今どきは強制して入るっていうのは難しいかもしれませんけど。

箕輪　でも、4人ともお子さんを入れられたんでしょ。

倉澤　そうなんです。

箕輪　今の話聞いていると、自治医大の卒業生の仲間にもかなりお子さんを全寮制の学校に入れてる人がいるわけじゃないですか。だから、みんないいことだと思っているんだよね。

倉澤　全く意識してなかったんですけど、今の質問で、全寮制っていうのだっていうのが確かにあるのかなっていう。

箕輪　女子にとっても全寮制って意味あるんだよね。

倉澤　女子と男子とを考えると、女子のほうが圧倒的に寮に入れるチャンスが少ないんじゃないですか。中高なんかは、男子は寮だけど、女子はない場合が多いので、寮の意味に関しては女子と男子とはあんまり関係ないのかなっていう気はします。

箕輪　もしもうひとつの自治医大を創ることにしたら、学長は誰にしたらいいと思いますか。

倉澤　ネームバリューのある先生で、現場で頑張ってる尾身先生とかにお願いしたら。でも、お疲れかしら。

箕輪　まだ若いよ。尾身先生、まだ72だよ。

倉澤　中尾先生がもう60代で栃木に住んで自治医大の学長をやっていたことを考えたら、確かにありえますね。尾身先生は直接お話ししたこともあるし、今のご活躍もそうですけども、すごいなって思っています。箕輪先生も、もちろん候補じゃないかと思っています。

箕輪　いえ、全然。それは冗談です。これは妄想の話しだけど、国はコロナ関連で尾身先生に世話になったんだから、内閣が音頭取りして、お金を持っている大企業の人間たちから、20億くらいずつ20社くらいから出させれば、すぐお金ができるんじゃないか。

倉澤　第一自治医大と差別化を図るためには、例えば、感染とか地域とか具体的な目的がないといけませんね。張り合うようでもいけないし、第一自治医大はどうするのかっていうこともあるので、創るとしたら具体的に考えることはたくさんありそうですよね。

箕輪　あり得るよね。日本っていう国は豊かな国です。ちっちゃな国です。でも、人材で世界に寄与することは可能だと思うんです。軍隊持っていないし、武力で世界に寄与することができなくても、どの地域でも、どの場面でも、どこに行っても働ける有能な医者を育てればいいんじゃないの。それを常にどの地域にも必ず出しますっていって、備えてたらかっこいいと思うんだよね。

倉澤　実際にうちの卒業生でいろんな地域で活躍している人、たくさんいますから。海外もそうですけど、日本の中でもへき地だけじゃなくて、医師が足りないところはあると思うんです。そういうところに、「医療の谷間に灯をともす」ですかね。だけど自主的に行ってもらうための方法、義務年限とかお金で縛るとか、その辺は難しいことかもしれません。

箕輪　どういう形で選ばれるかはともかくとして、選ばれた人が素晴らしく、いい環境で教育を受けて、いい教官の下で育つことに対して、それを監査できるような体制があれば、困難に立ち向かうような素晴らしい人材を育てることができると思う。そういう人を育てることはとても大事な教育だと思うんだよね。自治医大はそれができたんだと思っているんだよね。中尾先生はそれをずっと言い続けた。でも彼自身はやらなかった。ただの東大の大先生であり続けた。それを私たちにずっと言ってた。それを信じていた。だから私たちも、「あの人が言うんだからやんなくちゃいけない」と思った。そういう人がいたから、初期の自治医大の卒業生が生まれて、地域で義務年限を抱えながらしっかり働いた。その姿を次の世代の医者たちが見て、「クラブの先輩がやれるなら俺もやれるわ」と思ってやってきた。それが続いて半世紀に至ったんじゃないかな。だからちゃんとそういう志を育てるような教育のために、かつての自治医大はいい教官といい環境を用意したわけだから、同じことをやればもうひとつの自治医大もできなくないと思うんだよね。そういうチャンスをもらったことに感謝して、それを自分の中で使命感にできる人がいると思う。いないかね？

倉澤　白石裕子先生や、旦那さんの白石吉彦先生など、教育に熱意を持っていらっしゃる方がちょうどそれくらいの世代の方でいるので、熱意のある人は出てくる気はしますよね。

箕輪　白石先生みたいな人をいっぱい集めてさ、そういう人たちを教官にして、尾身先生に学長をやってもらったら駄目かな。

倉澤　楽しそうですね。

箕輪　そういう子たちを教えるんだ。一生懸命。このシステムが嫌だっていう子は別に入ってこなくていいんだよ。やりたいっていうやつを入れりゃいい。今でもいると思うよ。だって俺たちのときにいたんだもん。

わけですよね。

倉澤　私のときはともかく、学校ができたかできないかくらいのときから入ろうっていう人がいたと思うよ。

箕輪　当時もいたし、今だっているよ。今の若い人だって捨てたもんじゃないと思うよ。

倉澤　こういうために創ったんだっていうポリシーがはっきりしてたほうがいいでしょうね、きっと。自治医大は、すごくはっきりしていると思います。今までの、学会とかでも例えば、結局、権威が何だとか、既存の論文で評価をされるような物差しを気にしちゃうようなところじゃないところ。実績で評価させるみたいな、そういう売りがあるといいんですかね。

箕輪　今おっしゃっているのは、アカデミズムのこと？

倉澤　もうひとつの自治医大を創るとしたら、アカデミズムも非常に大事だと思うんです。でも、論文の数とか引用の数とかの既存の評価だと、「義務年限に行っていると専門医の認定が取れないから嫌だ」とかいう若い先生は今でも少なからずいると思います。そこをぶっ飛ばすじゃないですけれども、そういうのも取れるようにしながらやるとかっていう方法なのか、あるいは、そんな既存の評価じゃなくて、実績で評価、それこそペシャワール会の中村先生とかは極端ですけども、そういう実績で評価するとか、新しい学校創るんだったらそれぐらい大胆じゃないと駄目かな、なんて思ったりしています。

箕輪　ちょっと脱線ですけど、尾身先生のことを批判する人たちの中に、「尾身先生はウイルスの専門家でもないし、研究論文もない」って言う人はいっぱいいます。でも、尾身先生の言っていることを国民はみんな信じたよ。たぶん、実績という意味では、ＣＤＣの疾病対策センターの Welch 先生は200以上の原著論文を書いている一流のウイルス学者だけど、尾身先生にはそういう論文はない。でも、尾身先生の言っていることを多くの国民は信じたし、医者の私も信じています。だから、論文の数とか、いわゆるアカデミズムの目安は別に否定するものでもなんでもないんだけど、われわれがこの国の中で医者やってたり、この国の中で医療を受けている人たちの中に、説得力があるものが絶対あると思う。それは、さっき美和先生が言った、患者さんを支え、患者さんに支えられてきたのと同じように、そういう目安で医者づくりして、世界に打って出るような医者づくりをする大学があってもいいと思う。

倉澤　今、コロナの感染の中で脚光を浴びている感染症の和田先生、大曲先生、忽那先生だって、業績とかももちろんですが、現場の行動力とか、現場でやっていることとかが評価されて注目されるようになってきていると思います。アカデミズムももちろん大事なんだけれども、それプラス直接の行動力とか、あるいは組織をうまく運用するとか、そういうようなところでも、もっと評価がされればいいと思います。評価っていうのは実際には国民とか一般の人がすることなんだと思うんですけれども。

箕輪　実績っていう言葉が近いですかね。

倉澤　そうですね。実績。それが人気とかそういうのとかではいけないと思うんですけど。

箕輪　人気ないよりも、あったほうがいいよ。

倉澤　その人気、難しいですね。人気取りじゃなくて、本当にその人が人のためにやっているっていうことを評価、その評価は歴史が決めるとかそういうことなんですかね。

成功要因の分析

比較的客観的な事柄

自治医大卒業生である筆者が編集、執筆した本書はそもそも大きなバイアスがかかっていることは申しあげるまでもない。自治医大が成功であったという仮説を展開して、さらに「もうひとつの自治医大」を創るという夢を語るのであるから、最初に簡単に自己紹介をしておく。1979年に2期生として卒業して東京都立豊島病院で2年間の臨床研修、日本医科大学高度救命救急センターで1年間専門研修を受けた後82～85年三宅島三宅村国保阿古診療所、伊ヶ谷診療所兼務、この間に83年10月三宅島雄山噴火で被災した。85～88年都立墨東病院救命センター、88年から自治医大地域医療学助手、92年自治医大大宮医療センター総合医学第2の講師となり、92～95年三宅島中央診療所所長に派遣された。その後短期の米国留学を経て98～2004年船橋市立医療センター救命センター部長、06～14年聖マリアンナ医科大学救急医学教授、救命センター長、臨床研修センターを兼務してリタイアした。離島診療所勤務と大都会病院勤務を交代しながら経験した東京都出身である自治医大卒業医の典型的なキャリアのひとつである。三宅島にはこの40年間二度の噴火災害も含めて関わり続け現在も毎月仕事に伺っている。

自治医大の成功とは「へき地で働ける医師養成が設立趣旨の通りに達成されて、その卒業生たちがその使命感と誠実な態度のもとに地域医療に貢献した」ことを意味すると考える。

「はじめに～本書を読む一般読者の皆さんへ～」の項でも述べたようにここでいう「へき地医療」や「地域医療」にだれもが認めている定義を与えるのは難しい。なかでも17期、京都、四方哲先生が「地域の一部として貢献する医療のあり方が地域医療である」と述べているのは共感できる。わが国における地域医療を語る時に長野県佐久病院で1950年代から農村医学を実践してきた若月俊一先生の偉業、60年代の岩手県沢内村での増田進先生の実践、70年代以降に新潟県浦佐町でゆぐに大和病院に予防医療福祉の拠点を築いた黒岩卓夫先生たちといった先人を措くわけにはいかない。

そのような先人たちに伍して今や自治医大卒業生である宮城県涌谷町民医療福祉センター、青沼孝徳先生（宮城、1期）、佐藤元美先生（岩手、2期）、隠岐島前病院、白石吉彦先生（徳島、12期）といった方々の「地域医療」も検討の対象となっている。いずれも都会型の医療モデルではなく地方の山間離島、農村といったへき地性を有する医療モデルであるが、わが国の地域医療を検討するうえでマイルストーンとして語られることになろう[1～8]。

(1) 四方　哲：ビジョンと戦略からはじまる　地域医療学のブレイクスルー．中外医学社，2021
(2) 若月俊一：村で病気とたたかう．岩波新書，1972
(3) 増田　進：地域医療を始める人のために．医学書院，1989
(4) 黒岩卓夫，権平達二郎，斎藤芳雄：わたしたちの健康医療：新潟県大和町の実践記．現代出版，1983
(5) 自治医大自主講座住民医療（編）：第一線医療の探求 先駆者たちとの対話．現代ジャーナリズム出版会，1978
(6) 佐藤元実，松嶋　大：健康増進外来 理想の糖尿病外来を目指して．新興医学出版社，2011
(7) 多田羅浩三，新庄文明，朝倉新太郎，他（編）：市町村の保健事業　原点からのレポート．日本公衆衛生協会，1984
(8) 松村理司（編著）：地域医療は再生する　病院総合医の可能性とその教育・研修．医学書院，2010

前に述べたような自治医大の成功を評価するのに、いわゆる費用対効果分析といった科学的な手法は馴染みにくいだろう。開学から半世紀たって5千人程の卒業生を世に送り出している、昭和40年代に相継いで設立されたいわゆる「新設医大」のいずれの医学部も一県1医大の要請であるとか、産業界、防衛の目的であるとか政府各省庁、自治体の大局的な決断が高度経済成長のもとで投資され実現された成果である。このような時代を画する大きな投資を戦後医学、医療に行った究極的な効果は国民の各種の健康指標、たとえば寿命の延長、周産期乳児死亡の減少、医療機関受診率、医療費の高騰といったものに現れる。直近では現在進行形の2020年からのCOVID-19パンデミックにおける日本の医療対応の国際比較といったところに見いだせるに違いない。

本書では自治医大の設立に貢献した初代、中尾喜久学長および2代、高久史麿学長の言説、一部卒業生へのインタビュー、この間に編集出版された図書をもとに「内側」から狭く自治医大の成功を語っている。本丸にあたる学校法人自治医科大学がこのような意図で企画編集することは予想されないので、最も「内部」の声はほとんど反映されていない。内側であるが「真髄」にあたる母校の誇り、各分野での素晴らしい業績、医学教育に係る諸問題、卒業生指導の現状といった事柄が本書に反映されていないのは片手落ちであり筆者の偏狭に負うところである。このような声はすでに多くの発表があるので興味がある方は参考にしていただきたい(9〜15)。

最初に比較的客観的と思われる自治医大の成功に係る事柄について初代中尾学長および2代高久学長の言葉や文献から整理したい。次に卒業生自らの調査、インタビューからその成功について考える。最後に成功の要因に関する筆者の意見も追加してまとめたうえで述べ、自治医大を「もうひとつ創る」夢をまとめる。

中尾喜久初代学長が1、2、3期生に卒業証書とともに揮毫した色紙を全員に手渡した。それぞれ「忍」「慈」「努」という一字であったことはすでに紹介したが、退任記念誌に寄稿した1期生48人のうち「忍」の色紙に言及しているものが21人いた。

1期生が2年間の研修を終えてへき地勤務に赴くにあたり「卒業生のうちでへき地勤務を忌避して奨学金を返済する者が大勢でるのではないかと危惧の声を時折耳にしました。しかし僕たちはその説をみごとに打ち破りました。僕たちの結束が固かったからです。何がそのように僕たちを結束させたか、それは僕たちの中に一様に流れる、〝中尾先生を裏切ってはならない。中尾先生を泣かせてはならない〟ただそういう気持ちだったのです」との言葉を残している。自治医大建学当初の中尾先生を中心としてそれを取り巻く学生、職員の心意気が見事に象徴されている。色紙の「忍」が1期生のその後の地元の地域医療活動の支えになったことはそこに寄稿されている僅か400字の21人の短い文章からも強く示唆されていて、中尾喜久初代学長の教え、期待を裏切りたくないという情緒的な決意がこの漢字とともに草創期の卒業生に誇りとなっているように思われる。漢字の表意は

(9) 自治医科大学地域医学研究会（編）：いま，へき地医療は．講談社，1986
(10) 地域医療振興協会（編）：今日と明日のへき地医療．講談社，1991
(11) 地域医療振興協会（編）：現代地域医療のパラダイム．みらい，1999
(12) 地域医療振興協会（編）：今こそ、地域医療！．メディカルサイエンス社，2016
(13) 地域医療振興協会（編）：地域医療のかがやく未来へ．メディカルサイエンス社，2021
(14) 平山行雄：十七文字の風景．丸井工文社，1997
(15) 渡瀬正和：自治医大８０００日 地べタカラノ声．近代文芸社，1994

「慈」「努」と異なっていても、中尾学長を哀しませてはならない、という言説は通暁しているだろう。

自治医大本体が都道府県とは別枠で地域医療を経営する自治体に直接支援した例がいくつかあるが、岩手県藤沢町（当時）町長、佐藤守氏が具体的な報告をしている。人口1万1千人の農山村で高齢化率が高く、病院経営が自治体財政に負担となり医師確保の困難から病院開業が困難であった1992年10月、佐藤町長は中尾学長を訪問した。「卒業生が頑張っているところは何としても応援しなければ」と支援を約して94年7月に町民病院を新設した。岩手県2期生の佐藤元美院長、7期生及川副院長のもとに自治医大地域医療学教室2人、大宮医療センター外科1人の医師を派遣して支援し、大学関連病院として医学生の院内研修といった強いつながりを作った。

佐藤元美先生も自治医大の応援を得て生まれ故郷のそばで町立病院を預かり運営する立場で中尾学長にも現地訪問、大学への報告といった形で連携を深めていったことを紹介して「中尾学長の支援がなければ病院建設のめども立たなかった」という佐藤町長の回顧談も記述している。[16]

自治医大を卒業した5309人の卒業医の72％（3235人）が第一線の病院、診療所、行政および大学に勤務している。開業したものは11％（484人）、初期の臨床研修と後期の専門研修に10％（442人）が携わっている。卒業医が病院長に就任している病院が192施設である。[17]

自治医大が成功であったという考えを草創期から客観的に語り続けてきたのは香川靖雄自治医科大学名誉教授、女子栄養大学副学長である。創立初期の3つの視点から実績で評価している。1.

（16）中尾喜久学長退任記念誌編集委員会：中尾喜久学長退任記念誌　忘己利他．自治医科大学，1996
（17）自治医科大学地域医療推進課：自治医科大学医学部卒業生の現状．自治医科大学，2020

修学貸与金を返済して辺地医療義務を果たさなかったのは少数で40年間で96・3％が義務を履行した、2．都道府県自治体による入学選抜で偏差値の低い学生が国家試験を合格できないことはなく医師国家試験合格率は1期生99％、2期生100％を始めとして最近9年間で平均99％で連続全国1位を続けている。3．医療技術中心で科学研究を軽視しているということはなく1981～91年の論文被引用数は国内大学中3位の9・97で東大9・87を上回った、という実績を提示して自治医大の「成功」の指標とした。

また義務年限終了後も70％以上が出身県にとどまって地域やへき地の医療に貢献しているという現実を10期生、武蔵国分寺公園クリニックの名郷直樹院長は輝かしい成果と明瞭に指摘して、自治医大の卒業生が地域に「とどまる」ように積極的な役割を果たさなくともそのような成果を上げることができている点に言及している。逆説的だが、卒業生が自発的に短期の研修を母校で受けたり研究に従事したりしながら、母校を利用しながら出身自治体の地域医療に戻って寄与しているというやり方をとりあげて、そのような切り口から「自治医大の成功」を名郷直樹院長が述べている。非常にユニークな意見だがこれも長期にわたる「成功」の要件とみることができる。[18]

日本で医師の地域偏在対策として導入された3つの制度を比較した実証研究がある。共同研究者の一人、松山泰（24期　静岡）先生が概要を纏めている。それによると60～70年代の一県一医大、72年開学の自治医大、2008年以降の医学部地域枠である。このうち一県一医大に関しては国内の医学部入学生は飛躍的に増加したが地域偏在は不変であったと研究報告がなされている。そこで

（18）自治医科大学：未来の地域医療を支えるために―自治医科大学創立50周年記念提言集―．2021

（19）松山　泰：自治医科大学，奨学金付地域枠は医師偏在解消に有効—医師偏在是正制度の比較研究から見えた本学の強み—．自治医科大学医学部同窓会医燈会会報　99：35-37，2022

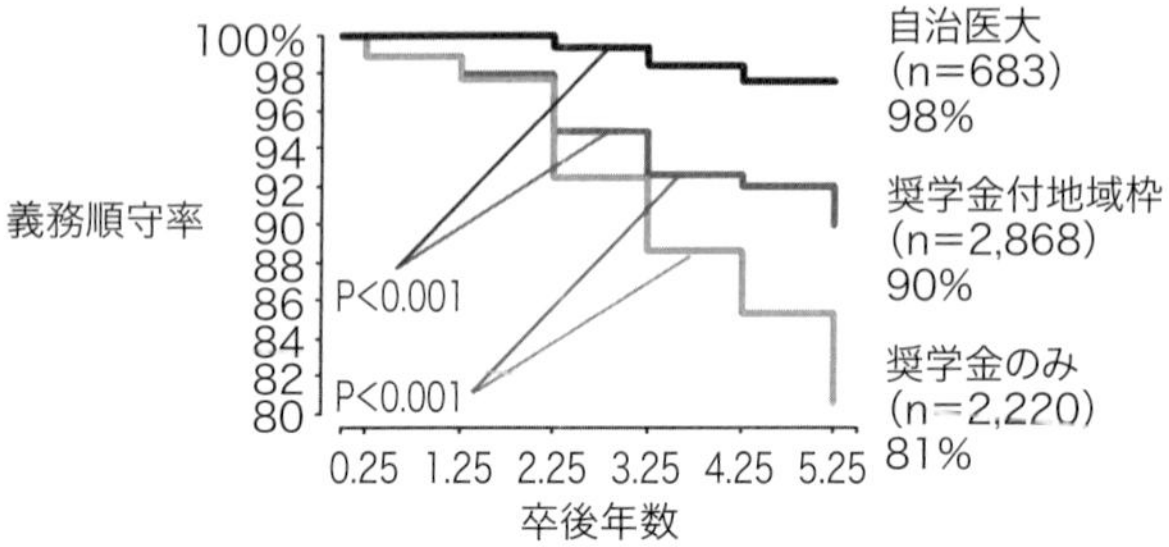

図１　卒後年数による義務順守率の推移

	自治医大	奨学金付地域枠	都道府県奨学金	奨学金なし地域枠
地域指向性教育	＋＋＋	＋＋	−	＋〜−
集団効果	＋＋＋	＋＋	−	＋〜−
コスト	＋＋＋	＋＋	＋＋	−
義務の強さ	＋＋＋	＋＋	＋＋	＋〜−
アウトカム	＋＋＋	＋＋	＋	＋〜−

図２　各制度の特性とアウトカムの比較

（文献 19 より転載）

自治医大、奨学金付き地域枠、奨学金なし地域枠および都道府県奨学金のみの学業成績、卒後の就業状況の指標で比較したものである。２０１４〜１９年の６年間に新規医師免許を取得したものを対象とした。医師国試の合格率は自治医大卒業生が最も高かった。地域での義務的な勤務遵守率は卒後5年後で自治医大98％で奨学金付き地域枠90％で両群間のP＜0.001、奨学金のみ81％で奨学金付きとの群間比較でP＜0.001とそれぞれ有意に差があった。市区町村の人口密度で最も低い地域で就業する医師の割合は一般卒業生と比較して、自治医大4・0倍、奨学金付き地域枠3・1倍、奨学金のみ2・5倍と有意に高くなっていた。

ミッションの明確さ、地域志向性教育の充実度、制度内の学生や卒業生同士の繋がりの強さ（集団効果）、制度運用に投じられている公費の規模、義務のしばりの強さなどに以上の学業成績、就業状況の違いを生んでいる可能性がある。学生・卒業生間の交流を強調した地域指向性教育は自治医大の最大の強みであり医師の地域偏在対策の成功したモデルとなると結論している。

ここでいう地域枠とは都道府県単位で地域医療に従事する意欲のある学生を医学部に入学させる地域医療再生の制度である。2004年に臨床研修が必修化されたときに大学病院から地域の中小の医療機関に派遣されていた若干の医師の基幹病院への引き揚げなどにより地域医療で医師不足と混乱が生じたのを機に将来の医師数予測の見直しや医学部新設を検討した厚労省の時限付きの政策である。地域枠の「定数」は05年に9大学64人で始まり06年18大学129人、14年には68大学1450人と医学部入学者が増えた。地域枠は一枠当たりの医学生数、奨学金制度との連動と受給義務、出身地の要件、卒後進路要件、といった要素でさまざまなパターンが自治体ごとにみられる。地域枠による医師の養成の実績は高知県、富山県、広島県、福井県で先進の取り組みがなされている。

卒後の進路を具体的に大学・医学部が指定する場合が最も多く、臨床研修病院、自治体が指定すると続く。また奨学金制度と連動して受給義務があるものが56・8％と半数以上をしめ、連動する奨学金がないものも19・6％であった。運用上の法的問題が以前から指摘されていて、卒後の進路限定が臨床研修制度の法令違反ではないか、地域枠からの離脱事由（結婚、留年、国試不合格、退学、家族の介護、体調不良など）が硬直的すぎないか、志願時に書面同意しただけで就労の半強制という人身拘束的な側面が法治主義の観点から人権問題にならないか、奨学金を受給する医学生との契約に大学教員が係わる場合にアカデミック（パワー）・ハラスメントの危険がないか、というようなものがある。[20]

自治医大の成功の要因としてあまり強調されていないが卒業医の団結と連続性を担保するうえで重要なのは公益社団法人地域医療振興協会の設立と発展がある。理事長である吉新通康氏はエポックメイキングなのは大学設立10周年にあたり提案した１９８１年の「10周年宣言」であると指摘する。まずひとつ目は附属病院として第2病院の創設、ふたつ目は地域医療学講座の創設、そして３つ目に社団法人を作って都市部を含めてへき地医療チェーンを展開する事であった。地域医療学講座が１９８３年、地域医療振興協会が１９８６年、大宮医療センター（当時）が１９８９年に実現している。[21]

現在、地域医療振興協会は基幹型臨床研修病院8施設、病院17施設、複合施設10施設、診療所38施設、介護老人保健施設7施設を有し、経常収支１３６３億円（２０２０年度）という規模である。自治医大卒業生がバラバラにならないで纏まって組織的な活動を継続してきた礎として地域医療振興協会が寄与していることはこのような事実からも強く支持されるだろう。現在のところ、公的な医療チェーンでは国立病院機構、日赤、済生会などに次いで国内で5番目の運営実績を担っている。

（20）箕輪良行：新しい専門医への期待と地域枠制度，医局に関する問題．社会保険旬報　2634，2016
（21）地域医療振興協会：記念座談会，公益社団法人地域医療振興協会創立35周年記念誌　2021

高久史麿2代学長が96年に国立国際医療センター総長退任後に自治医大学長として戻られた時に「自治医大の卒業生は地域医療を非常に頑張っている」と非常に大きな実績を評価され「新しい大学を創るなら第2の自治医大を創るべきだ」と、ある国会議員が地域枠の議論の際に語っていたと紹介している。「地域医療振興協会があるから卒業生をある程度集められた。なければみんなバラバラになっていた」とその意義を評した。吉新理事長も「中尾先生や高久先生に大事にしていただいて協会はここまで大きくなった」と述べた。

この座談会の中で鹿児島県2期生である宇田英典氏が自治医大卒業生は地元で地域医療に従事するにあたり「県の中で中心となる大学がある県、九州でいえば福岡、長崎、熊本、鹿児島では苦労した」と簡潔に表現している。医療の世界が一般的に保守的な傾向が強いという医局制度の歴史も手伝って、栃木県に存在する新設された医科大学卒業生が毎年2、3人の少数だけ地域の医療機関に県から派遣されてくるという仕組みには当初から困難が伴った。自治医大の卒業生が勤務を始めた当初適切な支援がなされていなかったのが分かる[21]。

国立湊病院から当該自治体が譲渡を受けたものを地域医療振興協会が管理受託して、1992年共立湊病院として2期生の小池宏明先生と小田和弘先生を中心とした静岡県の卒業生が頑張って管理受託という協会の定款事項の成功事例とした。その後安良里、田子、稲梓、上河津、下田、戸田の診療所と事業がすすみ、伊藤市民病院は伊豆半島の中核病院となっている。共立湊病院は複雑な経緯を経て伊豆今井浜病院に引き継がれている。伊豆半島は地域医療振興協会の原点、へそのような部分である[22]。

「どうして私たちは自分の地元で希望して選んだいい病院で研修できないのだろう」「本当にこの2年間の臨床研修が離島、山間でソロプラクティスをするのに足りるだけのことが修得できるのだろうか」というように、自治医大を草創期に卒業した私たち仲間の多くが不安と不満を抱いていた。実際に出身自治体が協議の結果指定した基幹病院で初期2年間の臨床研修を始めてみて仲間同士で見聞きするとどうも研修内容に格差があるらしい、3年目以降の現場のニーズと連携がない、といった問題点があるらしいと気づき始めた。80年以来毎年実施してきた141項目からなる研修内容調査票に関して集計したところ、80年から91年卒まで平均回答率44％で全体の70％が臨床研修病院でローテイト型研修を受けていた。基本的診察法・検査法、基本手技および基本的治療法において臨床能力が高かった。このような調査を開始して解析を繰り返すうちにいくつかの疑問が湧いてきた。「どうも卒業医が研修している全国の研修病院にはいいところとそうでないところがある」「救急の研修が充実していると自治医大卒業医の地域医療のニーズに応えてくれて評価が高まるようだ」。1984〜87年204人（総数440人）のデータを統計学的に分析して信頼性係数0・942、折半法による信頼性0・934、であった。内容妥当性は公的報告書から項目が選択されていることから担保された。構成概念妥当性に関しても因子分析で意味のある項目群のまとまりが抽出されて、調査票には一定の妥当性があると考えた。自治医大卒業医師が研修していた68病院の研修医からの技術的到達度評価表の回答を病院ごとにまとめて研修病院レベルでの偏差値を算出して医学教育学会で発表した。その結果は回答者全体でも、病院単位でもほぼ正規分布を呈した。新設の目的

(22) 山田隆司：伊東市民病院管理者川合耕治先生　人を育てる病院でありたい．地域医学　36（2）：98-105，2022

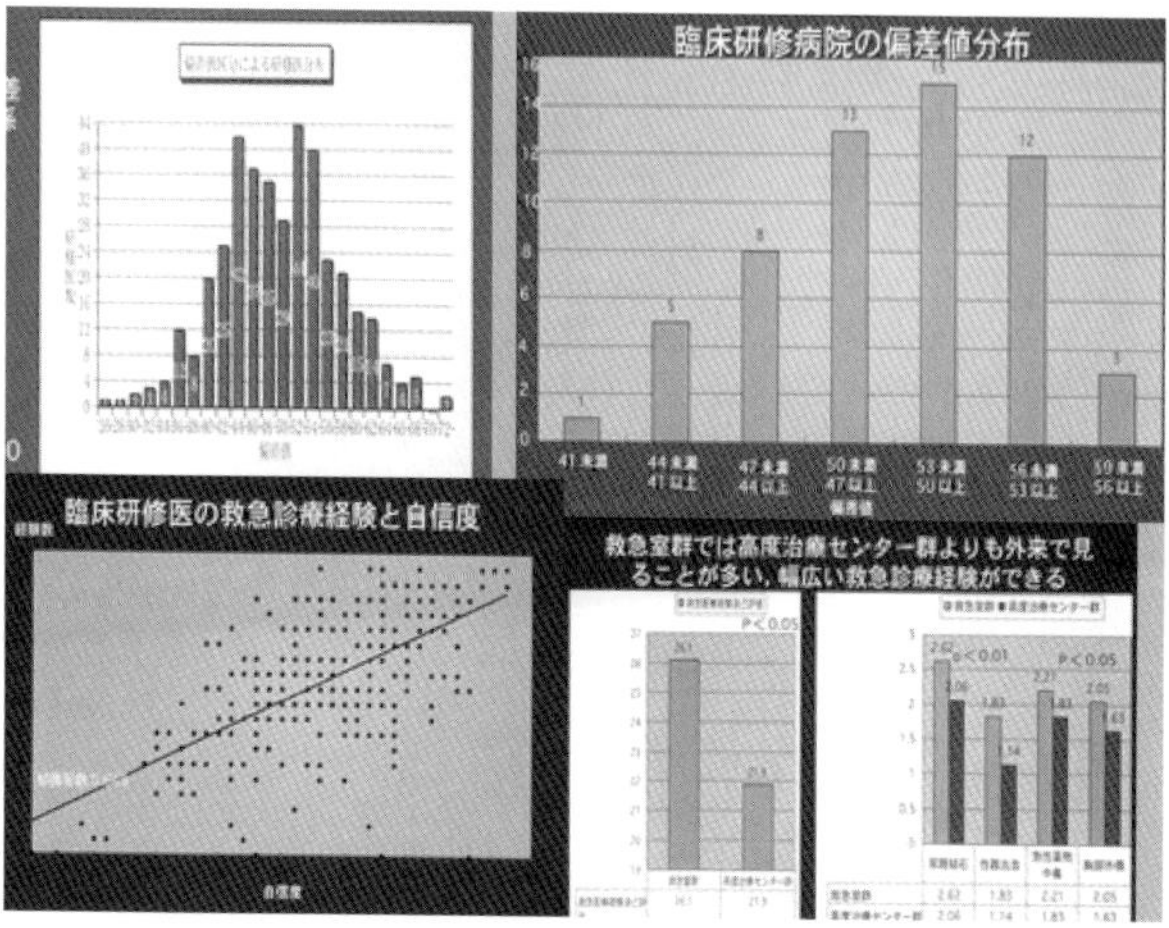

図３　自治医大卒業医の臨床研修自己評価回答者、分布、研修病院別分布、救急医療経験と自信度の相関、救急室（ER）群の特徴

（文献 23 より転載）

別医科大学の卒業医が2年間臨床研修を受けた自治体の基幹病院は公立、公的な施設あるいは大学附属病院に限られていた。なおかつ多くの施設が地元の主要大学医学部の系列（いわゆるジッツ）であった。大学病院でのストレート型研修が一般的であった80年代に自治医大卒業医のローテイト型研修の経験は少数だったが、同じように市中病院での研修に組織的に取り組んだグループが存在していたことを後日確認した。２００４年から必修化された臨床研修のおいては、自治医大卒業医が先行して経験した地域基幹病院におけるローテイト型研修が制度化した必修化研修プログラムのモデルと位置付けられているという感想が、医学教育

（23）箕輪良行：懸田賞リレー・エッセイ：平成9年度（第3号）地域医療実践をめざした臨床研修の実態把握と改善への限定的試み．医学教育　50（2）：181-185，2019

関係者の中では語られていた。

自治医大の危機要因として2008年から始まった医学部入学定員に地域枠（学費優遇、奨学金支給など）の入学選抜への影響を星野雄一自治医大名誉教授が指摘している。2017年段階で71大学1676人に拡大しており、自治医大とほぼ同等の低額な費用で、生まれ育った地元の国公私立医学科に入学できるため自治医大を選択する優秀な志願者の多くが地域枠へ流れるのではないかという危惧である。現状では医師国試合格率において従前以上の好成績で教育機関としての地盤沈下は見られない。ただし受験産業の入学試験合格の偏差値では2016年71・5、17年69・2、18年、19年68・5、20年67・8と低下傾向が見られる。都道府県選抜という自治医大の仕組みで全国平均の偏差値には実際的な意味合いは少ないのではないかと述べている。

このような危機感に対して、高知大学医学部家庭医療学講座の阿波谷敏英（13期）教授は、ほかの医学部との競合を懸念しないといけないような程度の大学であれば存続も危ぶまれるだろうが、現実には地域の医療問題に地元の大学医学部が積極的に取り組み解決ができるようには全く見えない。むしろ自治医大に懸念すべき点はへき地勤務についての世間の負のイメージを打破する努力が不十分である。過疎地域においては臓器別専門医療が期待できない分だけ総合診療の役割が大きいので、その経験と技能を有する自治医科大学卒業生を総合診療の専攻医、指導医と位置付け発展に寄与する好機ととらえるべきだと主張している[24]。

インタビューの内容と卒業生自らの調査から

自治医大卒業生にインタビューをお願いした。仲田和正（1期　西伊豆健育会病院院長）、塚田次郎（4期　塚田こども医院院長）、今　明秀（6期　八戸市立市民病院院長）、小倉高志（6期　神奈川県立循環器呼吸器病センター長）、林　寛之（9期　福井大学医学部総合診療部教授）、中村伸一（11期　名田庄診療所長）、白石吉彦（12期　島根医大総合診療医センター長）、倉澤美和（15期　西吾妻福祉病院）、の各氏である。どなたも地域の医療のみならず国内の医界および各領域でも高い評価を得ている方々である。短い時間ではあったが卒業した自治医大に絞ってお話をきいた。

8人全てが「自治医大は成功であった」と考えていた。まず何よりも自治医大が生んだこの8人が整形外科の得意な総合診療医、病児保育の視野を持った小児科医、一般外科の得意な救急医、教育熱心な間質性肺炎の臨床研究医、日本でトップのER型救急医、へき地のプライマリ・ケア医、整形内科を開拓した総合診療医、女医のキャリアを拡げた自治医大卒業生といった領域でだれもが高く評価しているという事実が自治医大の成功を語る理由となっている。

特に今先生は、へき地で一人で医師としてたたかって診療した履歴が今になってみると圧倒的に高く評価されるようになっている事実を紹介して「自治医大は成功した」と語った。また白石先生

（24）自治医科大学：未来の地域医療を支えるために―自治医科大学創立50周年記念提言集―．2021

表1　ゲストの自治医大に対する意見

	成功だった	もうひとつ創る	学長から感化
仲田	○	地域枠か	○
塚田	○	○	ー
今	◎	△	○
林	○	◎	○
中村	○	産業医大から	○
白石	◎	○	◎
倉澤	○	○	ー
小倉	○	○	ー

は「僕を育てたから」と明言して出身県徳島の先輩、5期生の浜田邦美先生から受けた薫陶とともに「隠岐という場所」で島根医大の外科と小児科が引き上げた後、いろいろな仕事を総合診療医として経験して成長してきたキャリアを誇りとした。2人とも強く成功であったと前向きにその理由を紹介した。また8人中3人が「やりたいことを仕事にできた」と話した、仲田院長は大学に見切りをつけてへき地で良い医療をしようと決め、臨床教育のメッカを生みだし、小倉センター長は大学医局に入らないで自由にすきま領域であった間質性肺炎と膠原病をライフワークとして臨床研究をネットワークで展開した、塚田院長は一人で決めて責任を持って地域の開業小児科を成功させた。

6年間の医学部教育における「全寮制」「臨床実習重視の教育」「教官の高い質」に関しても全員が前向きに評価した。全寮制の学生寮では県人会や同窓生との交流がよくも悪くも隠れたカリキュラム hidden curriculum として機能するのを強化しているという面がある。いわゆる地域枠の医学部入学と自治医大との最も大きな違いはこの全寮制と、修学資金貸与

による へき地勤務の義務という強制力だと考えられる。

一方、卒後の勤務に係わる「都道府県選抜」に対して皆が肯定的であったが、「修学資金貸与義務年限」に関しては温度差があった。最も肯定的な意見は今院長の「へき地診療所勤務はブランドである」というもので、塚田院長は「自治医大がなければ医者になれないような貧乏人には必要な仕組みだ」ととらえていた。

「へき地体験をどのようにとらえているか」は仲田院長が「自分しかいないので何でも診る、いい医療をしよう、決して断らない」姿勢が強化、しっかり根付くと指摘した。塚田院長は「(自治医大卒業医のへき地勤務がなかったら)新潟の県立病院は存続できなかった」と明確な物理的なメリットをリアルに指摘した。今院長は「へき地に留まり一人で働いた実績が優秀な医者を育てる」と確信していた。林教授は「地域に行くのは当然で人に役立つ医者になれる。Self directed learning(自分で頑張って学ぶ)が身に付く」と断言した。白石センター長は「地を這うように頑張る、潔い医者を生むと保証した」。中村所長は「片道切符でなく、県に戻れるようにした。あとに申し送れるよう負けられないことを目指した」と振り返った。倉澤先生は「田舎へ投げ出されて逃げられない、逃げないでできることを責任を持ってやる。人間として鍛えられる」と厳しい事実を前向きに評価した。

自治医大卒業生として何が誇り、支えとなっているのかを尋ねたところ各氏の業績、実績を踏まえた重々しい言葉が返ってきた。「へき地で世界の最先端」のキャッチコピーは仲田先生が今先生のアドバイスからヒントを得たというが、今先生の「劇的救命」は救急、外傷診療分野ではブランド性を確立している。また白石先生の「隠岐がフィールドです」という言葉こそ地域医療の真髄を表現している。塚田先生は「考えていることを曲げずに診療してきた」と語った。中村先生は「地域の人に許されているから」長くへき地勤務ができたと語った。倉澤先生は常に「目の前にいる人の役に立てるようでいたい」のが原動力になっていた。

「もうひとつの自治医大」を創る質問には実現可能性を疑問視する意見、地域枠がすでに走り出しているのでその充実が選択肢として妥当、という意見が多かった。「全寮制」「義務年限」をもっと前面にうちだしたら面白い、地域枠をやめてモチベーションが高いものだけを集めれば「めちゃめちゃ、意義がある」医大になるという林教授の意見は最も賛同を表明したものであった。

もうひとつの「自治医大」を創るのには慎重な意見が多かった。地域枠があることを念頭に置き、その適切な運用を提案されたり、ユニークなのは望まれている業務（心身にわたる健康管理、臓器特異性がない）に類似を認めて産業医大に期待する意見があった。もっとも前向きなのは林教授で「モチベーションの高い学生にしぼる」過激なものだった。

二人の学長から感化を受けたことに関して4期生の塚田先生は冷静な見方をしていた。白石先生が両先生とのエピソードを明確に語っていてインタビュー以外で本書に紹介した多くの卒業医の感想に繋がっていた。

月刊「地域医学」で卒業生に実施したアンケート調査で指摘、解析されている要因をまとめる。1978卒業の1期生107人のうち物故者7人を除く100人を対象にアンケート調査して89人から回答を得た。卒後9年間の義務年限内勤務が「有意義だった」と84人（94・4％）が回答した。良かった項目は「幅広い医療の経験」82人（92・1%）、「地域住民・団体との知己」56人（62・9%）、「職場の同僚」42人（47・2%）、「受け入れ自治体の対応」36人（40・4%）、「自然環境」36人（40・4%）、が主な項目であった。今回の調査では義務年限内勤務とは別にその1／2以上の時間となるへき地勤務として調査したが回答の結果はほぼ同様の結果であった。

一方「よくなかった」項目は「都道府県庁の対応」20人（22・5%）、「地元大学の支援」18人（20・2%）、「自治医科大学の支援」16人（18%）、「地元医師会との連携・支援」13人（14・6%）。

先人がいない1期生の9割が卒直後9年間の経験を有意義と見なしている事実は自治医大の成功を語るうえで示唆に富んでいる。有意義という内容が「幅広い医療」「地域住民、職場、自治体との関係」を重く見ているのは、地域指向性が草創期の自治医大の教育、卒業生の活動に深く潜在していたことを示唆している。その受け皿になった地域の医療団体、医学部がサポーターとして当てにならなかったという歴史が隠れていると思われる。

義務年限内および義務年限後に勤務した施設は国・公立医療機関が72人（平均15・3年）、大学43人（8・8年）、医療法人36人（17・3年）公的医療機関35人（8・6年）、個人26人（12・9年）である。また保健所・行政機関11人（12・3年）であった。義務年限後のへき地勤務は「へき地の市町村、国保、医療法人などで勤務」16人（18%）、「都道府県職員として勤務」12人（13・2%）、「大学・医療機関からの派遣」7人（7・9%）であった。

自治医科大学の特徴と思われる12項目に関して特に「非常に有意義だった」ものとして高い評価

順にあげると、「講師陣（教員）」60％、「修学資金貸与」55％、「同窓生」55％、「大学病院施設・設備」53％、「修学施設・設備」51％、「全寮制」46％、「カリキュラム」44％、「屋外施設・設備」42％、「都道府県選抜入試」33％、「義務年限の設定」19％となる。「修学資金貸与」「全寮制」に関してはほぼ全員が「有意義だった」と回答した。

現在、都道府県単位で第1期卒業生から第43期卒業生まで約１００人の卒業生が出身都道府県で勤務しておりその存在感が大きくなっているが草創期卒業生の頃は圧倒的に少数派であった。親族に医師がいる子弟は少なく奨学金で医師になった彼らは地元医大、医師の家系というような学閥や閨閥の強いヒエラルキーのなかで心身ともに負担感が大きい研修、勤務環境にさらされた。そのような既成医師集団の中で新参の医師たちが力を蓄え成果を上げるうえで、教育熱心な「教員」の指導をうけて「全寮制」で苦楽を共にして足場を固め、未熟な学生から一人前の医師となって開花していった「同窓生」の存在が大きかったと容易に想定できる[25]。

再度、大学を選択する権利を与えられたとしたら「自治医科大学に選択する」という回答が52人（５８・４％）、「大学のレベルを比較検討して選択する」20人（２２・５％）、「他医科大学を選択する」12人（１３・５％）であった。特徴と思われる12項目のうち「非常に有意義だった」項目として教員（講師陣）、修学資金貸与、同窓生、施設・設備は50％以上の回答であり、全寮制が続いた。

（25）吉新通康：医療に恵まれないへき地等における医療の確保および向上と住民福祉の増進を図るために設立された自治医科大学の成果とその要因の検討―入学後49年経過後の第１期卒業生を対象とした調査研究―．地域医学　35（7）：660-675，2021

全寮制は全員が有意義であったと回答した[26]。

自治医科大学の成功の要因としてこれらのアンケートから大学の特徴として指摘されているもののうち、次の10項目が1期生89名の回答から「非常に有意義だった」とされていた。「講師陣（教員）」60％、「修学資金貸与」55％、「同窓生」55％、「大学病院施設・設備」53％、「修学施設・設備」51％、「全寮制」46％、「カリキュラム」44％、「屋外施設・設備」42％、「都道府県選抜入試」33％、「義務年限の設定」19％である[27]。

このような結果について考察すると、このうち「修学資金貸与」という奨学金提供と「義務年限の設定」という契約には批判も多くみられる。要点は医師としての勤務場所、診療科の選好にこれらが制約となるおそれが指摘される。「都道府県選抜入試」という前提条件を追加することでそのおそれを緩和することを意図したことが設立当初の議論から読み取れる。すなわち、将来出身自治体で医師として働くことになるので、元来土地勘があり周辺事情を理解しやすいという入学生にとって都道府県選抜は有利にみえる。また、6年間の栃木県での医学部教育を修了したあと、当該都道府県側にとって素性も能力、人柄もわかって送り込んだ医師が地域で働くことを当てにできるという医療行政上のメリットは明らかである。結果として義務年限と勤務地、診療内容に関する制約を

（26）吉新通康：自治医科大学卒業生の意識の変化に関する調査分析―へき地医療に関する大学教育や自治医科大学の特徴的制度に関する第1期卒業生と第44期卒業生の意識調査の比較検討―．地域医学　35（9）：865-874．2021

（27）吉新通康：医療に恵まれないへき地等における医療の確保および向上と住民福祉の増進を図るために設立された自治医科大学の成果とその要因の検討―入学後49年経過後の第1期卒業生を対象とした調査研究―．地域医学　35（7）：660-675．2021

都道府県選抜入学が妥協的に和らげるという思惑だろう。

一般に医師養成に係わる費用とその効果に関する分析において、国公立の医学部と私立の医学部とで教育費と生涯賃金とを比較検討したものがある。前者では当事者である個人・家族の負担に対して稼ぐ賃金が大幅に多く「黒字」となるのに対して、後者では当事者負担に対する収入は長い医師就業期間のあとで「均衡」することになる。医療という業務の公益性、また医師養成に係わる高負担を考慮すると、国公立で医師養成した場合の利得は当事者個人に限定されることは国民全体のレベルでは不公正と見なすことができる。私費を投じて私立医科大学で医師となった当事者が投資した資金を回収する名目で医業で高収入を上げたとしたら医療の公共性の視点から非難されるだろう。

医師養成には高額な費用がかかることは世界で常識となっている。その費用をだれがどういう形で負担するのか、という事がこの議論の核心である。高度に発達した資本主義国家で個人が教育に投資して将来の回収を図るのは正義に反していない。国公立の医学部に入学して個人の費用負担が少ないまま医師となり選好した医療、医学に従事することは公平、平等の観点から妥当である。医学部教育にかかわる個人の費用を教育ローンや借金で獲得して医業によって返済するのも、修学資金貸与の契約によって医学部の教育費用を貸与（給付）されて医師となって義務的な診療に従事して返済を免除されるのも外形的には同じレベルに見える。

高校卒業時に優秀な生徒が自分の将来を計算したと仮定して、自己負担の少ない国公立大学への進学が成就したときの生涯賃金を比較分析した報告がある。医療経済学的な研究である。大学入学時に高い偏差値を有する学生が金融業のような高収益の職業を選択できる学部に入学して職業選択した場合と、医学部に入学して卒業後に勤務医あるいは開業医となった場合、生涯賃金を比較すると、医学部入学が有利であるとは必ずしも言えない。

自治医科大学の「修学資金貸与」と「義務年限設定」のセットとなった契約関係は18歳以上で入学する医学生（および家族）が、既に半世紀の歴史のなかで各都道府県の個別の事情、医師個人の定型キャリアといったものが可視化されているなかで了承のうえで成立するものである。最近ではこの契約関係をむしろ「都道府県の地方公務員としての医師勤務ポストが確実に得られる」と、前向きにとらえる風潮がみられる。

前述したことと重なるが、明治国家に創設されたこの国の近代医療制度で「奨学金」による医師養成で初期の目的を達成したものはないと言われてきた。自治医科大学の仕組みはその例外となる可能性がある。諸外国で有名なのはアメリカのＷＡＭＩプログラムというワシントン州が実施したへき地医師養成課程に成功の報告があり、その要因は「へき地での成育歴」がある医学生に地域志向型カリキュラムを提供したこととなっている。

自治医科大学の成功はこれら諸外国でのへき地医師確保のプログラムと同質の特徴を有意なものと示唆する。６年間の地域指向型の臨床重視の教育を提供して、出生地の「都道府県選抜」とそこでの「義務年限」内の診療に従事するというスタイルがＷＡＭＩに似ている。(28〜30)

（28）吉田あつし：日本の医療のなにが問題か．NTT 出版，2009
（29）猪飼周平：病院の世紀の理論．有斐閣，2011
（30）川上　武：現代日本医療史―開業医制の変遷―．勁草書房，1975

成功の要因

自治医科大学が半世紀の間にへき地、地域、医学界で評価を高めた背景を考察すると、上記の1．2．でまとめたような要因に関連して、筆者は私見として指摘したい点がいくつかある。初代学長、中尾喜久先生および2代学長、高久史麿先生から公私にわたり感化を受けて学部教育、臨床研修、へき地勤務をつづけた草創期の卒業生の存在と活動、それを大学内の講義、県人会、夏季実習、地域医療現場での薫陶という中で、感化された後輩の卒業生たちの存在と活動という事実である。それを「感化の連鎖」と呼びたい。

1．感化の連鎖

白石吉彦氏とのインタビューで在学時に義務年限を修了して地域医療学講座に教員として戻ってきていた奥野、吉新先生たちから講義やサークル、寮生活といった場面で出身の地元で経験した地域医療の実際を聴いたことが大きなインパクトになったと語った。開学から10年以上経ったこの頃に在学していた自治医大卒業生のなかには現在、地域や医界で高い評価をえている白石氏、古屋氏、雨森氏（弓削メディカルクリニック院長）、阿波谷氏（高知医大教授）、中村伸一氏、藤谷茂樹氏（聖マリアンナ医大教授）といった錚々たる医師が輩出している。

創立時に中尾喜久学長から直接に薫陶を受けて「学長を哀しませてはならない」と覚悟して地元

に帰って地域医療に従事した1～3期の卒業生たちが後輩たちに感化を与えたといえる。中尾喜久学長の精神的な支えを胸に、都道府県の一定の理解とそれを促す自治医科大学当局の働きかけが彼ら草創期卒業医の背を押し続けたことは疑うべくもないだろう。

そして現時点からみると自治医大卒業生の10～15期にあって地域医療のフロントラインでリーダーとなって地道に働いていて成果を上げている上記のような方々が次のインパクターとなっている。「地をはうように頑張っている姿を勤務する診療所、地域病院で自らみせた」これら10～15期の先輩たちが第3の力となって自治医大卒業生に勇気を与えた。32～40期の卒後10年を超えた義務年限明けで地域に根付いて新しいベクトルを持った仕事を始めている自治卒業医がいる。山下匠、松井亮太、多田明良、菅谷涼、才津旭弘、黒鳥偉作、内川宗大、植村和平といった各君がそれぞれの地域で活動している。

このような「感化の連鎖」は6年間の医学部教育という濃厚で密な体験、学習と出身自治体の卒業生キャリアの中で臨床研修、へき地勤務といった業務が培った半世紀にわたる大きな「財産」となっている。最初に中尾初代学長の言葉があり、本学に帰還した草創期卒業生の生の姿が続き、それに感化された現在のフロントラインリーダーが地域医療の現場で30歳台の若手自治医大卒業生を導いている、という構図である。このような構造は意図されずに構築されてきた「文化」とでもいえるものだろう。

都道府県での医学生時代から県人会、卒業生院長のいる地域病院へとつながる定型キャリアが縦のラインとするならば、86年に設立されて全国展開してきた地域医療振興協会が横のラインとなっている。運営責任の主体を自治医大卒業生が中心となって担っている協会には都道府県の枠を越えた、臓器専門医や地元大学医局との関係も含めて、医師の大きな塊が形成されてきた。それは自治体との管理受託、業務契約という実利的なつながりが基盤となっている。感化の連鎖を生んだ文化とともにこの現実的で具体的な信頼関係の構築、普及は自治医大成功のもうひとつの要因である[31]。

2. 学校法人自治医科大学の構造と草創期における政治・社会的な力の存在

自治医大成功の要因としてあからさまに指摘されていない重要な視点がある。自治省（現 総務省）によって企画推進されて実現した政策であったという歴史的な経緯である。具体的には大学設立の資金、教育施設や資機材の基金、大学運営経費への地方交付税措置といった財政的な国庫からの支援が適切になされていることが学校経営のうえでも決定的である。また、自治医大卒業生が帰還して勤務する都道府県へ自治省から指導しやすくなっている。現在に至るまでの戦後の長い期間に47都道府県知事の半分以上のほとんどが自治省のキャリア官僚の出身者であるといわれており、都道府県の総務課長、副知事には自治庁本庁から多くの官僚が派遣されている。また知事会の事務総長は48番目の知事といわれるほどの実力者である。

それらの仕組みの概要を確認する。私立大学である自治医科大学は学校法人である。その意思決定にかかわる理事会、評議員会には自治省、都道府県知事会の意向が大きく反映される構成となっ

(31) 古屋 聡：「地域医療を行う総合医のあり方」について考える．https：//www.jichi.ac.jp/assets/pdf/gaiyo/teigen/teigen36.pdf（2022年5月19日閲覧）

ている。また理事長には自治省の事務次官が就任しており、常務理事に審議官クラスの官僚、また大学事務局部長に本庁課長クラスが派遣されている。卒業生が都道府県で多く勤務する公立病院は自治省の準公営企業室がまとめてマネジメントに係わっている。自治医大卒業生の一人ひとりの現場での問題解決に直接力を発揮することはなくとも次元の高いところで自治医大および卒業生集団の抱える問題、未来といったものに国の側からの働きかけがしやすい構造が自治医科大学には内包されている。

余談となるが有名なK・ウォルフレンは「日本／権力構造の謎」で解明しているように日本の政治決定や経済操作は政府や議会が最終決定権を持っているわけではない。官僚も経済界の領袖たちもすべてを支配している訳ではない。権力は「システム」、権力グループが力の均衡をはかり、かつ誰も究極的な責任を負わない構造である。それは政治、ビジネス、官僚機構、学閥・教育、司法、メディア・マスコミ、によって複雑にでき上がっている。(32)

自治医大はそのようなこの国の典型的な存在かもしれない。学閥-官僚組織の結びつきをもっている。自治省は第2次世界大戦以前に非常に大きな勢力をもっていた内務省が出自であり、東京大学法学部出身のキャリア官僚の占める割合が多い。医学部本体である教官組織をみても初代中尾学長、2代髙久学長のもとで優秀な東大医学部出身の教授が着任した経緯がある。実際に自治医科大学教授会の構成者における東京大学医学部出身者の突出した割合いの多さ、さらに歴代の大学附属病院、さいたま医療センターの病院長における同出身者の占有率は端的に大きい。容易に自治医科

(32) カレン・ヴァン・ウォルフレン（著）、篠原　勝（訳）：日本権力構造の謎（上）（下）、早川書房、1990

大学はミニ東大医学部であることが察せられる。

そして趣旨を最初に発表したのは自民党国会議員であり、秋田大助氏は自治大臣としてすでに自治省財政担当者とは事前に周到に打ち合わせてあった事実を中尾学長が語った。大きな政治権力による夢とプランの作成が自治医大の隠された主要な要因であろうことは疑問の余地がない。このような日本の権力構造にしっかりと裏打ちされた「システム」として自治医大が存在しているという死角はこれから扱う「もうひとつの自治医大」の夢を実現させるには忘れてはならないものだが、実際のアプローチは思いもよらない。

さて最後になるが時代精神ともいうべき日本社会の70年代の流れが大きな要因ではないだろうか。10年以上にわたる軍部の暴走による日中侵略戦争、太平洋での連合国との戦争に敗北して、占領軍統治下で民主主義国家として再出発して25年が経過していた。池田元首相が率いる自民党政権以来の経済成長路線が見事に花開き、国民は一億総中流という豊かさを獲得した。カラーテレビ、自動車、クーラー（3C）をあっという間に実現してGNPでアメリカに次ぐ地位を獲得した。

そのような登り調子の日本は40年代体制といわれたような伝統的な政治、経済、社会の仕組みがオイルショックや日米経済摩擦で揺らぎ始めていた。60年安保闘争に始まり次第に人々の抵抗や異議申し立てが声高となり、医学界でも東大医学部でのインターン闘争、公害被害者への医学的検討、へき地農村医療への眼差しといったさまざまな企て、試みが生まれていた。このような日本社会の大きな分岐点が70年代であったというのは多くの識者が指摘している。自治医大の創始に関わった人々は学長、教授陣はじめ、そのような変革の思潮に感化された気概のある入学生が存在していたという可能性は大いにありうる。地域選抜入学、修学資金貸与、義務的へき地勤務、全寮制、臨床医養成という他の医大医学部に全く見られない思い切った特徴をリスクとしてよりも、無意識のうちに面白いと捉えてチャレンジした人々がマスとして自治医大というシステムを創ってきた、という仮説である。(33～38)

草創期の自治医大卒業生は80年代のこの国がバブル経済真っ只中にいるときに臨床医として活動を始めている。病院の医療機器の更新をはじめ病院そのものの近代化、デジタル化がその後に続くがその始まりであった。ＥＢＭという医療情報刷新のトレンドが国内外で吹き荒れて卒前、卒後の医学教育も大きく変貌していった。自治医大の成功にはこれらの時代の潮流にも最も敏感であったグループがたまたま集まっていたのではないか、という大胆な意見である。

本書のインタビューで登場したようにミレニアム以降の２０００年代に自治医大卒業生が各分野で活躍しているのはこのような時代精神の中で勇敢な選択を70年代にした教授陣とそのもとで感化を受けた医学生たちの成長、発展した姿ではないか。そしてそれがちょうど創立50周年と同期する時間的トレンドであったのではないだろうか。

(33) 羽仁五郎：都市の論理 歴史的条件―現代の闘争．勁草書房，1975
(34) 山崎正和：劇的なる日本人．新潮社，1971
(35) 小此木啓吾：モラトリアム人間の時代．中公叢書，1978
(36) 若月俊一：村で病気とたたかう．岩波新書，1972
(37) 石牟礼道子：苦海浄土―わが水俣病―．講談社，1972
(38) 武谷三男：安全性の考え方．岩波新書，1970

もうひとつの自治医大という夢

おわりに

本書を通して述べてきた自治医大の成功の要因をまとめる。開学初期からの要因として、以下の6つがあげられる。

1. 都道府県の地域入学者選抜
2. 修学資金貸与（給付）と義務年限勤務
3. 全寮制
4. 同窓生の存在と繋がり
5. 優秀な教授陣
6. 臨床実習重視で地域指向型の実習

また半世紀の歴史の中で以下の3つの要因が追加できよう。

7. 卒業生の県人会毎の勤務ポストの確保とキャリア明確化
8. 感化の連鎖
9. 自治省、都道府県共同設立に内包された構造

このような自治医大の仕組みの成功を前向きに評価して「自治医大」もうひとつ創る夢を語りたい。「へき地から見ると「国全体が確実に小さくなっている」という地域医療振興協会、吉新通康理

事長の言葉に象徴されるようにへき地医療の問題は半世紀前の創設当時と比べ格段に改善している[1]。その背景には、情報通信技術（遠隔診断、ＥＢＭ普及）、医学医療の診断治療技術の向上と普及（超音波、内視鏡、ＣＴ、ＭＲＩ）、患者搬送方法（ヘリ、飛行機）の進歩、一般交通システムの発達、生活環境の向上（ＡＴＭ、コンビニ、通信販売）。このように格段によくなっている国内のへき地の医療環境、生活環境を前にしたら、へき地医療改善をめざすだけの「第二の自治医大」はないだろう。

もうひとつの「自治医大」を設立する目的は日本国内のへき地医療の解決という半世紀の間に自治医大が担ってきたものとは異なる。１９８０年代以降21世紀に入ってから国内外で新しい医療、医学の時代を迎えている。

その中でも新しく求められている医者のイメージがいくつかあげられる。相手の本体がはっきり見えないウイルスとの闘い。きっぱりと解決できなくて困っている人のニーズに逃げずに応える。高度の医療に直ちにアクセスできないところでも患者とともにじっと耐える。現代の発達した医学、医療技術のもとで多くの疾病に対して診断、治療が合理的に科学的に組み立てることができる。いまフロントラインで活躍している臓器の専門医、疾患の専門医が現代医学の花形である。片やなんでもやってくる一般診療所、救急のＥＲ、集中治療のＩＣＵ、麻酔が必要な手術室というようなそれぞれの「診療の場」の専門医も多く生まれている。新しい医者はこんなスペクトラムでイメージできるかもしれない。臓器の専門医、疾患の専門医でない、既知の、あるいは未知の「診療の場」

（1）吉新通康：新春随想：自治医大創立50年と地域医療の歩み．医学界新聞　3451，2022

で一人のジェネラリスト、何でも屋としてサイエンスの医学、五感をフルに動員する診療技能、逃げ出さないで問題を抱える不確実性に耐える忍耐力、知性をもった姿ではないか。

これから向かう50年という半世紀の時間は簡単に実感できない。かつて72年に発表されてベストセラーとなった有吉佐和子「恍惚の人」[2]では今でいう認知症（当時は痴呆症）が一般の人々にとっては「口ばかしで自分で動かない、大柄な、因業な年寄り」という反道徳的な烙印として見なされていた。医者たちも「年齢とともに老化してくるボケ」症状とみていた。まちの公民館の老人クラブが当時の唯一の受け皿であり厚生省の老人福祉課の担当者が全く対応できていないことを文中自ら吐露していた。まだ生物医学のサイエンスが届かない疾患以前だった認知症の家族介護、診断治療といった問題が、その後老人保健制度、介護保険制度が整備されてくるとともに、アルツハイマー病の治療薬も出現して病因論の解明も進んできた。これが半世紀という時間の重みの一例である。

おそらく半世紀後に求められている新しい医者はそのような臓器の専門医でも「診療の場」の専門医ともちがう働きを求められるだろう。地球上のあらゆるところ、災害現場や辺境の地や、気候変動で暑熱、極寒で苦しむ人々、予期せぬ変異ウイルスに戸惑う地域。また紛争や飢饉で難民化した避難民への医療提供は地域紛争の激化で年々増している。世界のあらゆる地域ですべての人々が適切に医療を受けられるように事業を展開しているユニバーサル・へるす・カバレッジ（ＵＨＣ）をまさに構築することが求められているだろう[3]。

（２）有吉佐和子：恍惚の人．新潮社，2005
（３）岩崎賢一、金井宣茂、三丸敦洋：ヒトは再び月をめざす．医学界新聞　3451，2022

目の前で苦しむ人々のもとに存在し続け、医師としての使命を果たすことのできる医師群を養成して現場に出向く準備をする。そのような医師を国内外に時間と場所を問わずに送り出すことができる仕組みを成功した自治医大のスタイルで養成するもうひとつの「自治医大」を構想したら如何であろうか。いまや宇宙ステーションで医師がフライトエンジニアとなって活躍する時代である。グローバルに発想できてローカルに現場で診療できる、志の高い医師を教育、研修して作り出すことができても不思議ではない(4)。

近代医学が19世紀に確立されてからわずか200年足らずである。産業革命で石炭をはじめ化石燃料によるエネルギーを開放して科学に基づいた技術を次々に発展、普及させて文化、政治、社会が大きく変化してきた。最近50年間にその反動ともいえる地球上の気候変動、異常気象、資源枯渇が観察されるようになった。さらにこの20年では行き過ぎた資本主義が多国籍企業、国際金融を巨大に成長させて、世界中で経済格差が拡大してトップ1%が富を独占して毎日の食事にも事欠く貧困層が蔓延しているという不平等が先進諸国にも不可視化されている。

人類の安全と衛生を支える医師の仕事はこのような地球環境の激変、生活の不平等に対して有用な人間活動の大きなひとつである。生物学的なヒトの理解と、生態学的な環境への配慮を基礎的素養として有している医学部卒業生たちが21世紀の地球的課題に取り組むことは医師の使命感と並行している。というよりもそのような大局的な視点をもっていなければ目の前にいる患者の病態を理

(4) 國井 修、尾身 茂、久留宮隆、他：対談・座談会：グローバルヘルス再興戦略 誰一人取り残さない世界へ．医学界新聞 3453. 2022

解することも難しくなっている。たとえば日本の6、7月に線状降水帯や台風による集中豪雨で河川の洪水、土石流が発生して災害による死傷者が例年ふえていること、ジェット気流の変化によるユーラシア大陸の高気圧と太平洋高気圧の相乗効果で猛暑の熱帯日が増加して熱中症患者が各地で「ありふれた」病気となっているのが、地球温暖化の結果であり産業革命以降に排出され続けている二酸化炭素が原因である。

ホモサピエンスが70～80万年かけて進化、出アフリカで地球上に拡散してもその生物学的進化とのミスマッチで心身に不都合が生じている。このような事実に啓発された医師を一人でも多く輩出して世界各地の医療現場で活動できたら21世紀の希望のひとつになるに違いない。医師は地球上のあらゆる社会でセイフティーネットとして機能する、基礎的な社会資本である。ながい文明史においても常に人々に仕えるものとして医師は存在し続けてきた。これからもそれは変わらない。

日本は第2次大戦に敗北して占領軍に治められているなかで平和を希求する日本国憲法を制定して独立し、高度経済成長を達成して先進国のひとつとして75年にわたり世界に寄与してきた。その中で50年の歴史を掛けて国内のへき地医療、地域医療に実績を残すことができた自治医大をもうひとつ創って世界に「顔のある」寄与を果たすことはこれからの日本の誇りを高めるものとなる。グローバルな世界が拡大して留学生も移民も海外から日本に訪れてきて日本からも企業人、留学生、ボランティアとして人々が各地に滞在している。

東アジアに在ってユーラシア大陸の辺縁の島しょ地域へ3万5～8千年前にホモサピエンスとして初めて「海洋」を渡航して移住した日本列島人の子孫である私たちは、縄文以来、弥生の農耕文明、2千年近くに及ぶ国家形成と維持経営の歴史を有している。いまや世界に誇る工芸、文学、美術、社会資本、産業、経済を有する文明国としてグローバルな危機に備えて貢献することは国民、諸外国の人々にとって素晴らしい希望となる[5]。

このような21世紀で時間的、地理的、病態学的に困難な医療の場面で逃げないで身近に使えるリソースを活用して自分の能力を尽くして働く医師を養成する。それをもうひとつの「自治医大」設立の趣旨とする。このような遠大な課題を実現するために現自治医大が成功した仕組みを援用したらうまく行くにちがいない。

21世紀を実際に担う次の世代の若い優秀な若者で高い志を有するものを選抜して、修学資金貸与と限定的な勤務を義務として課す契約を結んで、十分な教育施設と指導力の高い指導陣で教育する新しい医学教育を提供する全寮制の医科大学を構想する。

この目的を達成するために、上記にあげた開学初期からの6つの要因に準じて、次のような要件を挙げる。

1. 十分に完備した教育施設
2. 教育力が高い教授陣
3. EBMで標準化されて世界のどこでも通用する臨床医学知識、技術の伝授
4. 地域指向性の臨床医学教育
5. 人間的な成長をめざし集団生活で人間力を鍛える全寮制

(5) 海部陽介：サピエンス日本上陸 3万年前の大航海，講談社，2020

6. 修学資金の提供と限定期間の勤務の義務
7. 中央と周縁地域で成育した青年をバランスよく入学選抜
8. へき地性の高い一部都道府県自治体や多国籍に活動するグローバル企業からの寄付金・積立金を原資とする教育ファンドの設立
9. 入学選抜した推薦の自治体・NGO/NPO・国際機関による現場ニーズ指向型の実習と卒後研修

本書は医療医学の専門書ではないので提案した上記の要因のうち1~5の事柄は今まで自治医科大学で述べた本文、参考文献で述べられているものと大きく異なる私見を有している訳ではない。現在の自治医大での教育の現状を永井良三学長が報告している。[6]そのため本書では6以下のアイデアに関して順に説明したい。

修学資金の提供と限定期間の勤務の義務

自治医大成功に寄与した修学資金貸与とへき地勤務の義務年限は新しい自治医大でもそのまま採用する。在学期間の1・5倍という原則の運用にあたり、在学生同士の結婚で二人の選抜自治体が異なる場合に現在はさまざまな条件が設定されている。この辺を整理して分り易い選択コースを入学時点で明確に提示するようにできると女性医師のより幅広い活動を支援することになると思われ

(6) 永井良三: 大会長講演「活私開公、コロナ時代のグローカル医学教育」: 医学教育 53 (1): 1-10, 2022

る。73年に入学した頃にはこの貸与金の一部を生活費として直接、大学事務から現金支給があり「有難味」を実感できたので何か類似の形があると嬉しいだろう。

中央と周縁地域で成育した青年をバランスよく入学選抜

大都市の難関大学、学部への進学実績がある有名高校からの入学生ばかりでなく各都道府県が地元で第1次試験で選抜する自治医大の入学選抜には、偏差値重視の偏向した制度とは違った「地頭のいい」個性的な学生が選抜されていたし今でもその可能性が高い。この面を考慮して、上記6の修学資金貸与と義務年限の契約を新しい自治医大学校法人・基金と結ぶことを前提として、その出資団体、基金構成団体がそれぞれ責任を持って入学者選抜の一次試験を実施して、学校本体による二次試験へ候補を推薦する。その際に大都市の進学校に偏らないように、たとえば人口30万程度の地方中核市以下の人口規模で生活した候補者を一定割合で含むように定める。

へき地性の高い一部都道府県自治体や多国籍に活動するグローバル企業からの寄付金・積立金を原資とする教育ファンドの設立

外海離島や広大な人口密度の低い地域を抱える北海道、岩手、長野、東京、高知、長崎、鹿児島、沖縄といった都道県は現在の義務年限内の自治医大卒業生だけではへき地勤務に医師数が不十分である。このような自治体はもうひとつの自治医大設立の第一の基盤である。切実な声のひとつとして鹿児島県十島村の報告がある。鹿児島市の南200㎞の海上に広がる有人7離島と複数の無人島からなる総人口687人の十島村はへき地診療所に看護師のみが常駐して鹿児島日赤病院から医師が巡回診療する体制で、検診もフェリー船を検診用に仕立てて全住民を対象に2泊3日で7島を巡って実施されている。救急診療は診療所へ運ばれた傷病者に看護師が容態を鹿児島日赤の医師へ報告してドクターヘリを使って搬送している。一般診療でも遠隔診療システムを導入してモニターを介した鹿児島日赤医師との対面診療を実施してきた。しかし住民は医師との対面診療と並行してできるバランスのよい診療を望んでおり、「島内で人材を確保することは不可能に近いのが現状です。政府開発援助ODAの一環としてJICAが途上国へのボランティア派遣を実施していますが、同じような形での全国の小規模離島を対象とした「医療・介護分野」への人材派遣制度の創設などが求められます」と十島村住民課長が述べている[7]。

実際には、いまだ充足が不十分なのは外海離島・島しょを多く抱える東京、島根、長崎、鹿児島、沖縄、また広大な面積と人口規模から医師数が不足している北海道、岩手、長野、といった10足らずの自治体に限られている。具体的な医師派遣状況を理解して頂くのに東京都の自治医大卒業生で義務年限内にある勤務医の厳しい派遣スケジュールを紹介したい。伊豆諸島の離島医療を研究する研究会で発表された、2005年自治医大卒28期の大林航先生のレポートである（図4）。婚姻協定という形で別自治体出身の自治医大卒業生が両自治体で義務年限を消化しながらへき地、離島勤務を果たすという目標を実現するうえで調整、異動が行われる。さらに2年間の臨床研修を修了する

（7）竹内照二：小規模離島で暮らし続けていくために―看護師二名体制，遠隔診療，島外機関との連携．季刊『しま』 267：71-77，2021

自己紹介

	大林航（東京都28期）	大林梨津子（佐賀県28期）	住居（航/梨）
平成17〜18年	東京都立病院＜初期研修＞ 平成19年3月結婚	佐賀県立病院＜初期研修＞	東京/佐賀
平成19年	東京都立病院＜後期研修＞	佐賀県山間部診療所（せふり）	東京/山間部
平成20年	平成21年4月長男誕生 佐賀県離島診療所（たかしま）	大学病院小児科＜後期研修＞	離島/山間部
平成21年		育児休暇 1月〜療育病院（短時間勤務）	佐賀離島
平成22年	佐賀県離島診療所（かしわ）	佐賀県離島診療所（たかしま） /日赤病院小児科	
平成23年	東京都離島診療所（みやけ）	東京都山間部町立病院（おくたま）	離島/山間部
平成24年		東京都離島診療所（みやけ）	離島
平成25年〜	平成25年4月次男誕生 東京都福祉保健局（行政+臨床）	公社多摩北部医療センター小児科 ＜後期研修→病院常勤＞	東京
義務年限	平成25年3月終了	育休＋短時間勤務8か月分義務残り	

図4　大林航先生の義務年限派遣スケジュール
（文献8より転載）

こと、出産・育児の期間を保証する事といった要件をクリアするには自治体、基幹病院、派遣される地域病院・診療所、同期と前後の派遣候補となる自治医大卒業医の異動、といったさまざまな調整が必要となる。これらを関係者すべてが満足のゆく形で調整するには自治医大半世紀にわたる都道府県担当者の苦労の歴史がある。当事者である自治医大卒業医たちは毎年2〜3人という限られた勤務医たちで定点となっている派遣施設をカバーするために、派遣施設を増加させることには自ずと限りが生まれる。現在の自治医大の47都道府県共同設立の枠内ではへき地性の弱い自治体ではかなり医師を配

（8）自治医科大学地域医療推進課：卒後ワークライフバランスについて考える会　2015報告書．https：//www.jichi.ac.jp/chisuika/pdf/jis/work_life_balamce_report_2015.pdf（2022年5月19日閲覧）

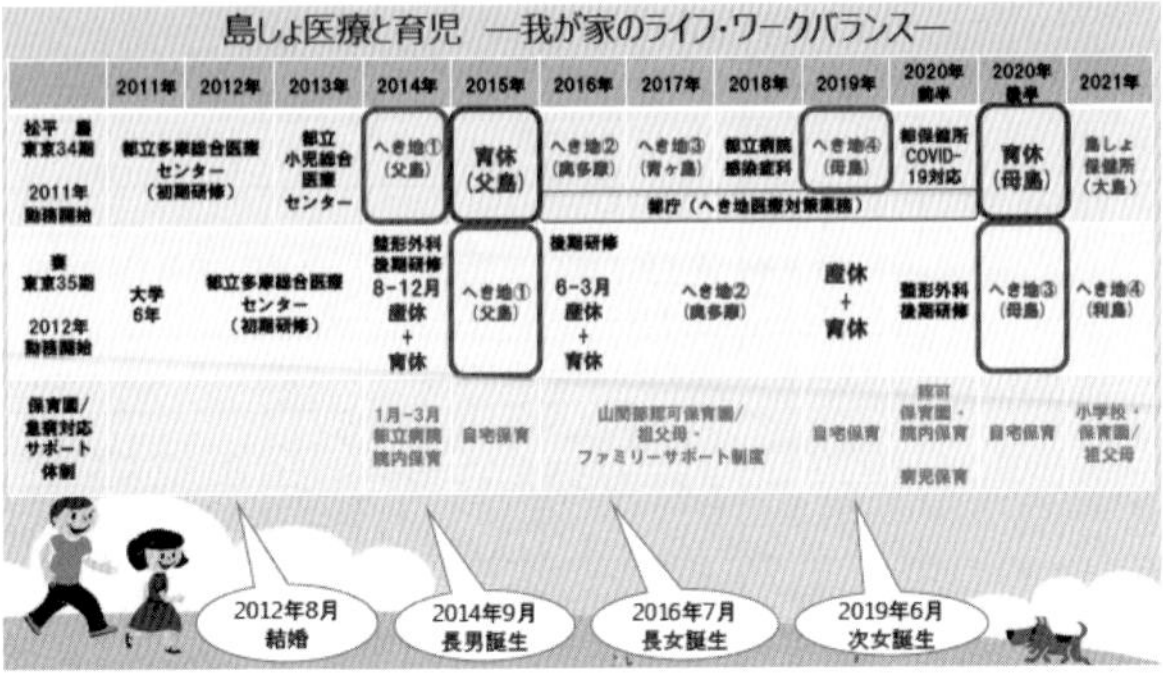

図５　ライフ・ワーク・バランスを考えた島しょ医療と育児（文献９より転載）

置できているが、へき地性が強い東京都のような自治体では手厚く医師を配分することが厳しい。

　そのような厳しい離島勤務環境の中でも前向きに離島勤務中の育児体験を、ライフ・ワーク・バランス改善の社会のトレンドを追い風としている素晴らしい報告もある（図5）。東京都34期、２０１１年卒の松平慶先生は男性医師としての育児休業中に島内の子育て世代の家族から島での子育て、島の文化、知恵などさまざまなことを教えて頂き、島しょでの生活者の視点から、医師として係わってきた妊婦健診や乳幼児健診での役割とは全く異なる学びができたと報告している。そうはいっても二人とも東京都の自治医大卒業生である夫妻のキャリアをみると、二人のご両親たちのサポートも実現されていて非常に負担感があるものと考えられる。このような前向きの新しい医師像はチャレンジ精神がある次世代の青年たちには魅力的に映ると考えると、現在の自治医大では対応が不十分で困難性が高い。こ

（9）松平　慶：島しょ医療・育児から島しょ保健所でのCOVID-19対策へ．日本ルーラルナーシング学会誌 17：33-36，2022

れら10余りの都道県が「もうひとつ」の自治医大に期待することは志の高い入学生を選抜する上でリアルではないだろうか。これらへき地勤務医のニーズが明確な限られた自治体の連携による設立への関与は現実的と思われる。現在実施されている「地域枠」の財源を近い将来見直す際に、偏在による医師不足が解消されずへき地性が強い医療機関への勤務確保が困難な上記の自治体は、半世紀の成功を達成した自治医大モデルへ財源を回すことを検討してもらいたい。

次にグローバル・ヘルス・カバリッジ（ＧＨＣ）の代表的な国際団体がその活動を担う医師を国籍を問わずに必要としている。この際、グローバルな事業展開をしている多国籍企業はＧＨＣを支える趣旨で設立基金の母体となって頂けないだろうか。クラウドファンディングのような仕組みでいくつかの国際ＮＧＯ／ＮＰＯが資金募集を試みている。あるいは日本国が実施している政府開発援助資金ＯＤＡも設立基金に協力できるのではないだろうか。ロシアのウクライナ侵略に伴う難民の受け入れが２０２２年3月に浮上してきたが、移民受け入れの態勢が非常に遅れている日本では医療面でも問題がある。２０２1年に名古屋出入国管理局で起こったスリランカ国籍の収容者の死亡をめぐって世論が高まった。このような国内における国際保健医療に係わる不備を補うのが「もうひとつの自治医大」に課せられる役割であろう。出入国管理庁が適切に医療対応ができる体制を整える検討がなされているが、もうひとつの自治医大の設立基金へ同庁が関わることも選択肢となり得るだろう。

政府や官公立の団体からの財政支援ばかりではなく、いまやグローバルに企業活動する国内企業、たとえばトヨタやホンダ、ソニー、ユニクロやＡＵといった多国籍企業から寄付を仰いで運営基金を創設できれば開校する夢は実現できるのではないだろうか。

入学選抜した推薦の自治体・NGO／NPO・国際機関が6年間の医学部教育の期間中から現場ニーズに従った実習を継続する

現場ニーズ指向型の実習は医学生に学習目的を自らの体験や住民や関係者との共同作業、対話を通して認識、強化することにつながる。また実働している先輩医師や先人との人的ネットワークの形成が生まれて、卒後の研修や勤務への「県人会」的な仲間意識を醸成する。ミレニアム以降にグローバルな環境で成育した若い世代は新しい生き方にチャレンジする志の高い青年がいるはずである。彼らが既に活動するネットワークとつながり生の体験を早期から曝露されることは極めて教育的である。

なかでも世界に誇る平和を希求する日本国憲法を有する先進国としてUHCに係わる医師をいつでもどこへでも常備して彼らを派遣できる仕組みを「もうひとつの自治医大」が構築する。国際支援に係わるWHO、国境なき医師団、世界エイズ・結核・マラリア対策基金（グローバルファンド）といった機関へ、国内のJICAやNGO、NPOといった団体を通して医師を派遣するように構想して、それらの団体が入学選抜した学生を医師として養成すれば6年間に国際支援の現場で実習を受けながら実際に求められる医療、技術、知識を習得する医学教育が可能となるだろう。

以上を纏める。

もうひとつの「自治医大」を住民が健康と安全に困難を抱える現場で働く臨床医を養成するために創る。中でも1．現自治医大で十分なへき地医師確保が困難な北海道、岩手、長野、東京、高知、長崎、鹿児島、沖縄といった10足らずの自治体の地域医療、2．国際保健、感染症、災害、難民のグローバルな医療が具体的なターゲットである。

方略は1．志の高い使命感にあふれた学生を選抜、入学、修学させて創設の趣旨を達成するために、自治体と国際保健団体、ＮＧＯ／ＮＰＯの推薦による選抜、修学資金貸与、全寮制、義務年限の勤務、臨床教育重視を実施する。

2．自治体、関係国際機関、多国籍企業からの出資、寄付、あるいは「地域枠」財源の見直し、クラウドファンディングで大学設立基金を創設する。

半世紀を経て成功した自治医大の成果をもとにもうひとつの「自治医大」を創る夢を多くの読者の方と共有できることが著者の願いである。

［著者略歴］

箕輪良行（みさと健和病院　救急総合診療研修顧問）

1979年、東京自治医科大学を卒業(2期生)。東京都立豊島病院で研修後、日本医科大学救命救急センターで1年間の専門研修を受け、三宅島三宅村国保阿古診療所、伊ヶ谷診療所に勤務。自治医科大学大宮医療センター開設のために奔走した。その後、船橋市立医療センター救命センター部長を経て、聖マリアンナ医科大学救急医学教授、救命センター長、臨床研修センター長を兼務した後リタイア。現在は離島診療所と大都会病院を交代で勤務している。趣味はリタイア後に始めたサックス。定期的な演奏会に精を出している。

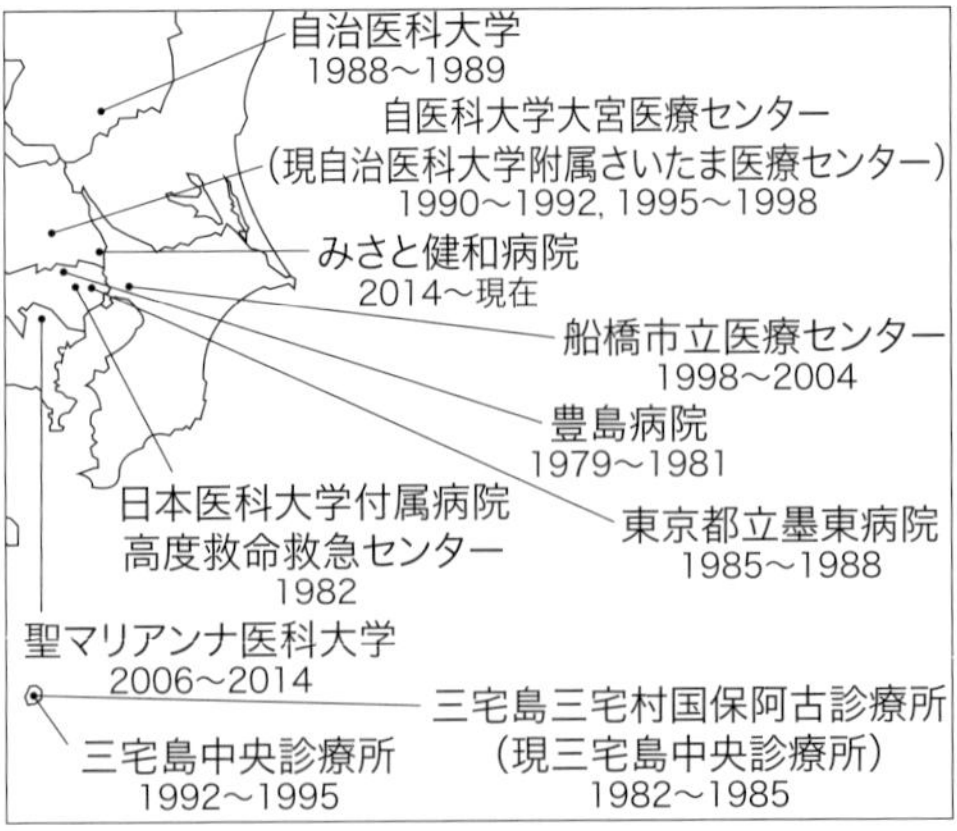

自治医大をもうひとつ創る

2022年 6 月 20 日　第 1 版第 1 刷

著　　者　箕輪良行
発 行 人　小林俊二
発 行 所　株式会社シービーアール
東京都文京区本郷 3-32-6　〒113-0033
☎(03)5840-7561（代）Fax(03)3816-5630
E-mail／sales-info@cbr-pub.com
ISBN 978-4-908083-80-8　C3047
定価は裏表紙に表示
印刷製本　三報社印刷株式会社